看護スタッフの能力開発を目指して

改訂版

看護職の人材育成と人事考課のすすめ方

楠田　丘
斎藤清一　共著

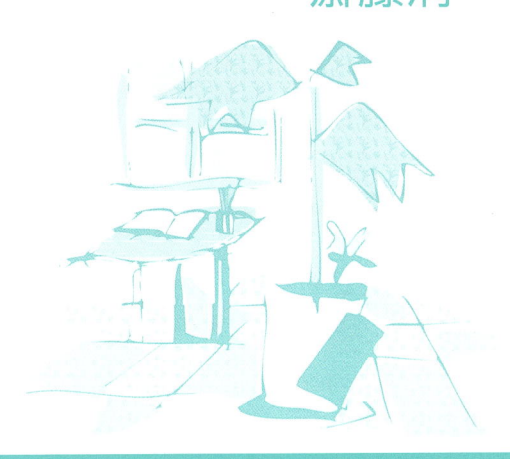

経営書院

まえがき

　今日、各医療機関が抱える人事問題は、大きく2つあります。

　1つは、年功に代わる新しい処遇基準の確立であり、他の1つは、各人の意思と適性に基づくキメの細かい能力開発と人材活用および人材の定着をいかに図るかです。

　一方、医療機関を取り巻く経営環境は、医療費赤字解消に向けて、国は、医療保険制度の改定、薬価基準の引き下げなど、一段と行政指導を強化しており、医療産業の先行きは、まったく不透明です。

　これらの厳しい難局にどう対応したらよいのでしょうか。時代は、低成長、高齢化、国際化、高度情報化、価値観の多様化といった変革の21世紀に突入しています。その答えの1つは、人材を育て、人材をいかに活用するか、といった人材戦略と組織戦略に解決の糸口があります。

　人材を育て、その人材を最大活用するためには、学歴、男女、勤続という年功による昇進、昇格、昇給慣行は捨てなければなりません。

　本人の意思や適性を無視した年功による人材活用では、時代の変化に対応できないからです。本人の意思や適性、能力（職能資格制度）をベースに個の尊重の人事管理（加点主義）に切り替え、その時、その所、その人にふさわしい基準を設定して絶対考課を行い能力開発を進めます。上

司は部下の能力にふさわしい目標設定に留意しながらチャレンジと自主性を引き出し目標の達成に向けて適宜適正なアドバイスを行います。万一、未達成目標が生じた場合は、なぜ、そのような結果になったのか、原因分析を中心にその事態改善について部下と上司で徹底した話し合いを行い、その対処策を明確にします。これらの対処策、改善案は次期目標として取り上げ、部下と上司の二人三脚で英知を絞り、目標達成に向けて努力します。これが能力開発であり、人事考課です。

しかし、病院で人事考課の話をしますと「優れている人と劣っている人を選別する道具である」といった不信感に満ちた意見が多いのにはおどろきを感じます。「選別の論理」の相対考課は、非公開で行われているため、人材育成に役立てることはできません。

これに対して絶対考課は、基準を明確にし、その人のみを見つめた考課です。

看護職における人事考課導入のねらいは、まさに看護職として最新の技術を修得することと、患者理解による「患者満足の看護サービスの提供」です。この目標達成のためには、

① 考課基準を明確にした絶対考課を導入すること
② 能力開発や職務拡大などの人材育成や事態改善に直結した考課制度を確立すること
　これに関して大切なのは、一人ひとりの意思と適性を受け止める目標面接、つまりC.B.Oが制度化され

ており、かつ部下に対し考課結果のフィードバックが明確にされていること
C：Challenge & Create-Courageous
B：By
O：Objectives
③ 考課基準の客観化、納得化のために人事考課者訓練や目標面接訓練がしっかりと行われていること
④ 等級基準の整備とともに能力開発制度が体系化されていること
⑤ 昇格、昇進、昇給、賞与への人事考課の反映が明確なルールのもとに実施されていること
などが必要であり、また留意すべき点です。

本書は以上のような観点に立ち、初めて人事考課を勉強する看護職の管理監督者を対象に、絶対考課の理念（能力開発と組織活性化への直結）と考課制度の設計および考課基準の明確化、人材育成への反映方法などそのノウハウについてやさしく解説しました。

公平で納得性のある人事考課とは何か、スタッフの能力開発のためにはどのような職務基準を設定し、どう職務拡大を図っていくべきなのか、より有効な人事考課の実施に留意して、そのポイントを理論と実務でまとめてみました。

本書は管理監督者のみならずスタッフの方々にも読んでいただき、人事考課について真の理解をいただきたく思っています。

看護職の人事考課制度の設計と導入の手引書としてご活

用いただければまことに幸いです。
　なお、本書の出版にあたっては、産労総合研究所附属病院経営情報研究所の皆様に大変お世話になりましたことをここに厚く御礼申し上げます。

　　平成15年3月吉日

　　　　　　　　　　　　　　　　　楠　田　　丘

目 次

まえがき …………………………………………………………1

第1章 人事諸制度の変遷と人材の活用…11

1 人事制度の2つのパターン …………………………12
2 戦後における人事制度の変遷 ………………………17
(1) 年功主義から能力主義へ ……………………………17
(2) 今、能力主義人事が直面している課題 ……………20
(3) 成果主義賃金の導入 …………………………………24
3 これからの人事・賃金制度と人材活用 …………26
(1) ライフステージ別の賃金制度の再編 ………………26
(2) 賃金カーブと定昇の修正 ……………………………28
(3) 人材政策理念がベース〜育成と活用〜 ……………29

第2章 師長主任の役割業務 …………………33

1 管理監督者の役割 ……………………………………34
(1) 管理原則 ………………………………………………35
(2) 指揮・命令系統の統一 ………………………………35
(3) 管理監督の限界 ………………………………………36
(4) モラール管理と社会的責任の遂行 …………………37
(5) 管理監督者の3大職務 ………………………………37
2 A病院の役割業務の実例 ……………………………39

第3章 師長主任職務の遂行 ……………53

1 現状の組織業務の把握 ……………………55
(1) 構成職員の能力把握 ……………………56
(2) 確認情報を持つ ……………………………56

2 グループ（係、科）課題の設定 ……………56
(1) 病院方針、部(グループ、科)方針の理解 ……57
(2) 目標は5W1Hで ………………………58
(3) 調整は相手の理解が基本 ………………58
(4) 調整を成功させるポイント ……………58

3 上長、他部門との良い人間関係づくり ……59
(1) 上長との関係 ……………………………59
(2) 意見の具申提案 …………………………60
(3) 上長の代行 ………………………………61
(4) 他部門とのあり方 ………………………61

第4章 看護職の人づくり ……………63

1 人づくりにロマンを ………………………65
(1) 上司と部下の認知のずれ ………………65
(2) 人材育成の基本的な考え方 ……………66

2 考えてください ……………………………74
(1) 部下観察のポイント ……………………74
(2) 人間教育の必要性 ………………………77

3 真面目だけでは勤まらない ………………83
(1) あなたのキャリアは…キャリアはなぜ必要か ……83

(2)　ツボを得たマネジメント …………………………86
　(3)　チームワークの向上 ……………………………87
　(4)　一歩前への自覚と行動 …………………………91
4　OJTを成功させるには ……………………………93
　(1)　やってみて、言って聞かせて …………………93
　(2)　OJTを成功させる管理監督者の気概 …………94
　(3)　OJTによる基本的ステップ ……………………97
　(4)　能力開発の具体的なポイント …………………99

第5章　看護職のタスクローテーションと能力開発 …105

1　人間基準人事のメリット・デメリット …………106
2　病院職員の人事異動の必要性 ……………………108
3　人事異動の形態 ……………………………………109
　(1)　人材の育成 ………………………………………110
　(2)　組織の活性化 ……………………………………111
　(3)　業務運営上の都合 ………………………………114
4　職能資格等級制度とマネジメント ………………117
5　能力主義人事による人材育成の原点 ……………125
6　人を育てる職務基準 ………………………………127
　(1)　課業配分の留意点 ………………………………128
　(2)　類似課業による職務編成 ………………………129

第6章　看護職と人事考課 ……………………131

1　絶対考課の推進 ……………………………………132
　(1)　人事考課の2つの側面 …………………………132

	(2) 人事考課整備の要件……………………………133
	(3) 能力主義人事の基準……………………………135
	(4) トータルシステムとしての人事制度 ………135
	(5) 3つの期待像とその評価 ……………………137
	(6) 人事管理と労務管理…………………………142
	(7) 人事考課の要件………………………………144
2	差をなくすための人事考課 ……………………146
	(1) 人事考課を実施する目的は …………………146
	(2) 育成型人事考課の3つのポイント …………148
	(3) 能力開発をメインとする絶対考課論 ………152
	(4) 目標面接と育成面接…………………………154
3	人事考課をするには基準が必要 ………………161
	(1) 人事考課に対する不満と期待される上司像…166
	(2) 人事考課で取り上げる能力とは ……………169
	(3) 人事考課実施に当たっての基本ベース ……172
4	人事考課を実施するためにはまず目標を明確に ……174
	(1) 加点主義目標面接の進め方 …………………174
	(2) C.B.Oによる目標の概要 …………………181
5	育成なら絶対考課、査定なら相対考課 …………200
	(1) 絶対考課を行う前提……………………………202
	(2) 人事考課の種類と基準による絶対考課 ……204
6	"私を見て"と言える情意とは ……………………213
	(1) わが病院の人材像の明確化 …………………213
	(2) 組織とは何か …………………………………214
	(3) 職場と情意考課………………………………216

- **7　人事異動のときの人事考課のつけ方** ……………223
  - (1) 成績考課は人事異動したら下がるか ………224
  - (2) 配転と能力考課の関係は …………………228
  - (3) 人事異動したときの情意考課 ……………231
  - (4) 管理者対象の業績考課はどうなる ………232
- **8　人事考課のエラーをなくしたい** ………………234
  - (1) 人事考課にかかわる諸問題 ………………234
  - (2) 人事考課のエラーを防ぐ諸対策 …………239
  - (3) 人事考課の精度を高める多面考課 ………246
- **9　人事考課の実務** ……………………………247
  - (1) 部下育成とチーム力評価 …………………247
  - (2) 部下評価のための3つの判断行動 ………253
  - (3) 人事考課結果の考課表へのまとめ方 ……258
  - (4) 人事考課と処遇への活用 …………………276
- **10　コンピテンシー評価とは** ……………………298
  - (1) コンピテンシーの構成 ……………………298
  - (2) コンピテンシー評価の活用 ………………300
- **11　人事考課ケースQ＆A** ………………………303

第1章

人事諸制度の変遷と人材の活用

1 人事制度の2つのパターン

　人事制度というのは、人事管理のねらいを最適に表現するシステムをいいます。そこでまず、人事管理とは何かをはっきりしておくことにしましょう。人事管理が取り扱う材料は3つあります。従業員一人ひとりの能力、各人がやっている仕事、そして受け取る賃金の3つです。

　図表1を見てください。つまり人事管理のねらいは、能力と仕事と賃金のバランスを図ることです。そのとき、低い能力・低い仕事・低い賃金では働きがいも企業経営の発展もありません。大切なことは従業員一人ひとりの能力が高く、したがって、やっている仕事も高く、それを通じて高い賃金を受け取ることができることが人事管理のねらいです。

　いわば人事管理のねらいは、能力・仕事・賃金といった三者の高位均衡であるということがいえます。高い能力・高い仕事・高い賃金を通じて、働きがいは出ますし、病院活動も発展しますし、それを通じて社会経済の安定的な発展を高めていくことが可能となります。低い能力、低い仕事、そして低い賃金では、働きがいもなければ、病院経営の発展もあり得ませんし、社会に対する貢献も出てこないことになります。

　さてそこで、この高位均衡をどういう形で図っていくかが課題となります。

図表1　人事管理のねらい── 三者の高位均衡

```
    能力 ─────── 仕事
       \       /
        \     /
         賃金
```

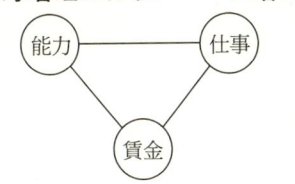

図表2　日本の人事と欧米の人事

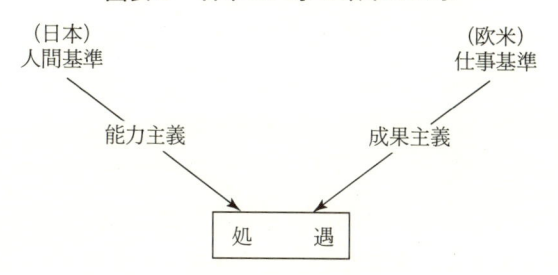

```
（日本）                    （欧米）
人間基準                    仕事基準

   能力主義              成果主義
        ↘              ↙
          ┌─────────┐
          │  処  遇  │
          └─────────┘
```

　図表2を見てください。人間を基準とするのか、仕事を基準とするのか、2つの入り方があるわけです。能力は人間です。したがって、一人ひとりの能力を見つめながら、それを基準として高位均衡を図っていくあり方が、いわば人間基準の人事・賃金であるといえます。これに対して仕事を基準として、三者の均衡を図る人事を、仕事基準の人事といえます。

　このように人事には2つのシステムがあるわけです。人間基準と仕事基準です。ところで人間の価値は何で決まるかといいますと、身長でも体重でも、まして美貌でもありません。その人が持っている可能性が人間の価値です。そこで人間基準の人事・賃金を能力主義といいます。これに対して、仕事を通じてアウトプット、つまり成果が生まれ

第1章　人事諸制度の変遷と人材の活用　13

てきますから、仕事基準人事を成果主義といいます。

 このように人事には大きく分けて2つのパターンがあることになります。能力主義か成果主義です。世界の中でも能力主義人事をとっているのは日本だけです。そこで、この能力主義人事を日本モデルといいます。これに対して日本を除く世界全て仕事基準の人事で、したがって、これをアメリカモデルまたは欧米モデルといいます。日本は能力主義、欧米は成果主義ということがいえるのです。どちらが優れているかは、何を判断基準にするかによって決まります。

 能力主義は、いわば従業員の成長の側に視点をおく、ヒューマンな人間基準の人事といえます。従業員をしっかり育て、その従業員の伸びに応じて、一人ひとりが高い仕事をやり、それを通じて高い賃金を受け取る。それによって、良い生活を実現していきます。

 一方、仕事基準は仕事がそこにあり、それに各人を付けていく、そして仕事の価値で賃金を決めるというものです。しかし高位均衡を図るためには、能力を基準とすることがより有効です。なぜならば、従業員の能力をしっかり高めれば、その結果、従業員はいい仕事をし、それを通じて生産性を上げ、パイの増大の中から高い賃金を受け取ることが可能であるからです。

 したがって、三者の高位均衡を図るときに、まず従業員の能力の開発・人材の育成に基準をおくのが、いわば人間基準の能力主義人事であるといえます。そういった意味か

図表3　能力主義と成果主義の長短

	能力主義	成果主義
組織論 労使関係論 人材育成論	◎	×
人件費 コスト論	×	◎

らして、図表3で見るように、能力主義と成果主義を比べますと、組織の柔軟性、労使関係の安定性、企業内における人材育成の促進性といった点で、能力主義のほうがはるかに優れています。仕事を基準とした成果主義は、仕事に人を付けるというあり方ですから、配転、職種転換などがやり難く、組織は硬直化します。また、組織内の連帯感も生まれてきません。なぜならば、自分さえいい仕事をすればよいという思想が先に立つからです。また人材の育成もままなりません。

このような点からして、組織を発展させ、働きがいを高め、労使関係を安定させ、和と安定の中で経営を発展させていくためには、むしろ能力主義がはるかに優れているといえましょう。

特に病院のようなサービス産業の場合、まず、人材の質を高めることが出発点となり、その高められた人材が、より満足度の高い仕事をつくり出していき、それを通じて病院経営を発展させながら、各人が高い賃金を受け取るというあり方が優れているといえるでしょう。

ところが能力主義の場合、能力を高めていくことに全力を傾けますから、従業員は長く勤続すれば、必ず賃金は上がっていきます。したがって能力主義賃金は、年月に対して右肩上がりの賃金ということになります。

　つまりその結果、賃金には定期昇給制度が入ってきます。そのような点からして、高齢化などが進んでいけば、しかも一方において低成長があれば、能力主義人事賃金は経営のコストを圧迫し、競争力を失うことになりかねません。

　一方、仕事を基準とした成果主義は、定昇はありませんし、前年に比べて仕事や業績が落ちれば賃金を落とすことも可能です。したがって、低成長、高齢化に対して成果主義賃金は、十分に耐えることができます。つまり図表3で見るように、人件費コストという側面から見れば、仕事を基準とした成果主義賃金のほうが、はるかに優れているといえるでしょう。

　そこで能力主義を選ぶか、成果主義を選ぶかですが、それは組織の発展性、安定性、柔軟性、労使関係の安定性や職場の連帯感、人材育成論に視点をおくのか、それとも人件費コスト論に視点をおくかによって、どちらを選択したらよいかが決まってくることになります。大きくとらえれば、皆が若く、成長期においては能力主義が優れ、社会が成熟化し、皆が高齢化し、しかもさらに低成長化してくれば、成果主義のほうが社会経済にとっては、安定的なものであるということがいえるのかもしれません。

2 戦後における人事制度の変遷

では一体、このような人事制度は、わが国においては、戦後どのような経緯をたどってきているのかをここで眺めて見ることにしましょう。

(1) 年功主義から能力主義へ

図表4に戦後の経緯を図示しました。戦後15年間は生活をするのがやっとでしたから、賃金は生活給体系をとっていました。1960年、つまり昭和35年頃から、「もはや戦後ではない」ということで生活主義から年功主義に代わっていったのです。

年功主義というのは一種の能力主義ですが、能力を学歴、性別、身分、勤続でとらえる考え方のものです。大学出は高校出よりも能力は高い、男は女よりも優れている、職員は労務者よりも能力は高い、勤続の長い者は中途採用者の勤続の短い者より優れているといったように、学歴、性別、身分、勤続をもって能力の代理指標とするあり方が年功主義です。

学歴、性別、身分、勤続は、どんなに努力しても逆転することができませんから、年功主義はいわば、差別主義人事であるといえます。決して公正な人事制度であるとはいえません。

この年功主義は、1975年、つまり昭和50年前後になくな

図表4　戦後の経緯

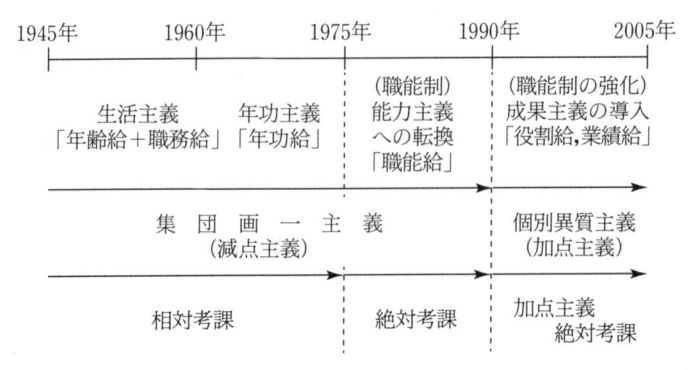

1945年	1960年	1975年	1990年	2005年
生活主義 「年齢給＋職務給」	年功主義 「年功給」	（職能制） 能力主義 への転換 「職能給」	（職能制の強化） 成果主義の導入 「役割給, 業績給」	
集団画一主義 （減点主義）			個別異質主義 （加点主義）	
相対考課		絶対考課	加点主義 絶対考課	

って、能力主義へ転換をしました。それはオイルショックの影響で、昭和50年頃からそれまでの高度成長が終わって、実質年率4％前後の安定成長に変わったからです。年功主義は右上がり定昇が4％、定昇以外の昇給2％を加えて6％の右上がりカーブですから、4％成長では到底維持することはできません。

さらに進学率の高まりやマイクロエレクトロニクス革命のなかで、学歴、性別、勤続が能力としての意味を失っていきました。さらにホワイトカラー化が進みはじめ、身分差別というものが意味を失っていったのです。

このように学歴、性別、勤続、身分が能力の代理指標としての意味を失うなかで、年功主義も能力主義に転換をしていかざるを得なかったといえます。

昭和50年頃から多くの産業は年功主義から能力主義へ代わっていったのですが、このなかで学校、病院、農協、運輸・通信、マスコミ、建設などはそのまま年功主義を続行

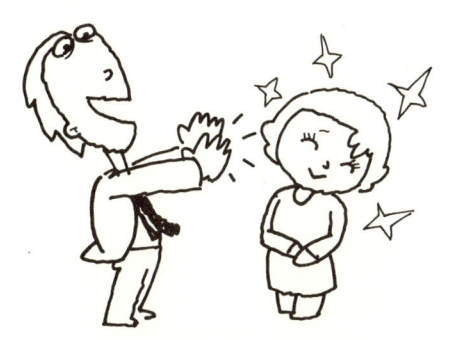

各人の能力をもって評価する

しました。なぜかといいますと、これらの産業はいずれも民間ではあっても公共的な性格が強く、したがって、人事院勧告準拠で公務員的な人事・賃金制度をとることを継続したからです。したがって、これらの業種を除いた一般産業では、年功主義は消えていきましたが、病院をはじめこれらの産業は、その後も年功主義を維持してきたのですが、今日ではもはや、これらの業種も年功主義ではやっていけなくなり、能力主義への転換が始まったといえます。

これからは病院も学歴、性別、身分、勤続といった処遇基準を一切排除して、ただひたすらに各人の能力を見つめて処遇し、各人の能力を精一杯開発し、能力を最大限に活用するという公正、透明な人事に転換していくことが強く求められます。

能力主義とは何かといいますと、これはまた後で詳しく述べますが、一人ひとりの能力を見つめ、能力を最大限に開発し、その能力を活用し、能力の高まりに応じて処遇しようという精神で、「職能資格制度」「職能給体系」、「オー

プンの育成型絶対考課」といった3つの制度を入れることによって成立をすることになります。

病院でも5～6年前から一斉に年功主義から能力主義に転換を始めております。職能資格制度を整備し、等級基準を明示し、これを軸として人事考課制度を整備し、しっかり従業員の能力を高めながら仕事の質を高め、サービスを充実し、経営の発展を図っていくなかで、賃金も公正に高めていこうとする動きです。

職能資格制度の導入、等級基準の明示、賃金の職能給体系への転換、そしてオープンの育成型の絶対考課としての人事考課の導入ということを通じて能力主義は成立するのです。

(2) 今、能力主義人事が直面している課題

多くの産業は、1975年（昭和50年）頃から能力主義に転換をし、今日に至っていますが、その能力主義も今日いろいろな問題を抱えるに至っています。どういうことが問題であるか考えてみましょう。

図表5を見ていただきたい。1990年頃から、高齢化、国際化、低成長化、ホワイトカラー化、価値観の変化、さらに技術構造の変革といったインパクトが、企業に新しい制度の改定を求めつつあるのです。

一つひとつ簡単に考えてみましょう。まず、高齢化は人件費の増大をもたらしつつあります。先ほど述べたように能力主義は、能力開発主義ですから、従業員が長くいれば

図表5　能力主義人事の今日的課題

高齢化	⟶	人件費の増大
国際化	⟶	賃金カーブの矛盾
低成長化	⟶	維持不能
ホワイトカラー化	⟶	成果主義賃金の適応性
価値観の変化	⟶	成果主義賃金への関心
技術構造の変革	⟶	能力と実力のミスマッチ

必ず能力は高まり、それを受けて賃金は高まっていきます。したがって中高年層ほど賃金は高くなります。そこで、その中高年層が多くなれば、企業の人件費も確実に増大をしていくことになります。

今、日本の名目賃金は、先進国の中でも一流のレベルにあります。これ以上賃金が上がれば、国際競争力を失うことにもなりかねません。また国際的に見ても、日本の賃金カーブは若いほうは低く、年をとっていけば高まっていくというカーブですが、欧米はそうではありません。30歳、35歳ぐらいまでに上がりきってしまい、あとはフラットな賃金という形になっています。いわば日本は後立ちのカーブ、欧米は先立ちのカーブというようにカーブは異なっています。

そこで今後、国際化が進んでいけばこのような日本の賃金は、いろいろと国際的にトラブルを生じかねませんし、特に優秀な若い人材を育て、若い人材を採用し、若い人材を活用していくためには、どうしても国際化の中で、日本の賃金カーブも欧米的なカーブに修正していかざるを得な

いのです。

　さらに能力主義人事は、定昇が２％、定昇以外の昇給１％を加えると右上がり３％のカーブとなっています。したがって1990年頃までのように４％成長があれば、これを維持することができるのですが、バブル崩壊の中で実質経済成長率は、今や１％未満の成長に落ちてしまい、これでは到底３％右上がりの能力主義賃金を維持することはできなくなりつつあります。

　また、ホワイトカラーは、どんな人が何時間働いたかよりも、どのような仕事でどれだけ業績を上げたか、といった成果のほうがより重要な意味を持ってきます。そこでホワイトカラー化が進めば、賃金も能力主義から成果主義賃金に転換していかざるを得ないという動きのなかにあります。

　さらに最近の若い層は、現に"どんな仕事をし、どんな成果をあげているかで賃金を決めてもらいたい"という賃金に対する価値観も高齢層とはかなり変わってきています。

　また、技術の進展のスピードが早くなり、15年、20年前に身に付けた知識、技術や経験は現実への適応性を失うことになりつつあります。それはいわば、能力と実力のミスマッチを起こしつつあるのです。能力というのは、入職して今日まで身に付けた知識や技術、経験の累積をいいますが、実力は毎日のパフォーマンスのなかで、現に発揮している能力をいいます。

　したがって、若年層は、能力と実力が一致しますが、中

図表6　能力カーブと成果カーブのアンバランス

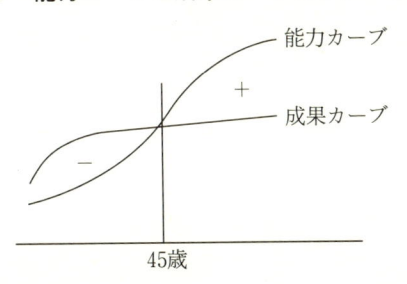

（図：能力カーブと成果カーブ、45歳を境に＋と－の領域）

高年層ほど能力はあれども実力はないという者が多く生じてきます。

　以上のような高齢化、国際化、低成長化、ホワイトカラー化、価値観の変化、技術構造の変革のなかで、能力主義人事は、現実の適応性を徐々に失いつつあり、どうしても仕事を基準とした成果主義賃金への転換を、ある程度進めていかざるを得ない状況のなかにあるといえます。

　図表6を見てください。能力カーブは右上がりの後立ちのカーブに対し、成果カーブは若い時に上がってしまい、あとはあまり上がらないという早立ちのカーブとなります。日本はこの能力カーブが賃金カーブであり、欧米はこの成果カーブが賃金カーブということになっています。

　つまりわが国の場合には、生涯労働の前半は働きよりも低い賃金、後半は働きよりも高い賃金ということになるわけです。みんなが若い間はこれでよいのですが、団塊の世代などが45歳を超え、さらに今後高齢化が進んでいけば、能力カーブに応じた賃金では、経営は人件費コストが圧迫され、経営維持が難しくなり、国際競争力も失うことにな

りかねません。

　また、若年層、中年層の労働意欲を阻害することにもなりかねないのです。そこで今後、賃金カーブなども後立ちの能力カーブから先立ちの成果カーブへと徐々に切り換えていかねばなりません。それがいわば能力主義から成果主義への転換を意味するのです。

　ただここで大切なことは、先ほど述べたように、組織論とか連帯感とか、人材のレベルアップという点では能力開発主義としての能力主義が断然優れています。そこで、今後賃金は成果主義に徐々に転換していくとしても、人事の基本はやはり能力主義においておくことが必要です。

　つまり21世紀を通じてこれからも病院は、能力主義人事を一層整備、強化していくことが求められますが、併せてこの能力主義を維持するために45歳以上の賃金には成果主義賃金を入れていくことが求められ、さらに管理職、専門職には成果主義的な年俸制を導入していくことも必要となってくるといえます。

(3) 成果主義賃金の導入

　今後、中高年層には成果主義賃金を入れることが、日本的なヒューマンな人間基準の能力主義人事を維持するための条件となるわけですが、では一体、成果主義賃金とはどんな仕組みから成るのでしょうか。図表7で簡単に理解しておくことにしましょう。

　図表7を見てください。まず、上司と部下との間で目標

図表7　成果主義賃金の仕組み

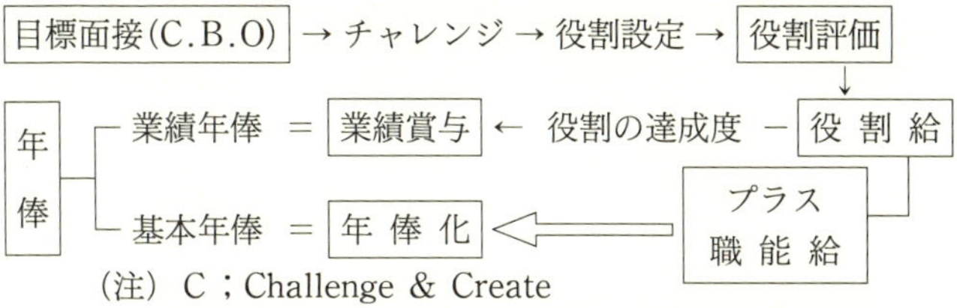

```
目標面接(C.B.O) → チャレンジ → 役割設定 → 役割評価
                                              ↓
年俸 ┬ 業績年俸 = 業績賞与 ← 役割の達成度 － 役割給
     │                                        ↑
     └ 基本年俸 = 年俸化 ⇐ プラス職能給
```

（注）　C；Challenge & Create
　　　　B；By
　　　　O；Objectives

面接が行われます。その目標面接を通じて、本人のチャレンジをできるだけ引き出しながら役割の設定が行われます。この目標面接は、一方的に目標を与えるノルマ管理的なものでなく、あくまでも本人のチャレンジ、創造を通じて動機づけを行うような目標設定、つまりC.B.Oの形で行うことが望まれます。このようにして設定された役割を評価し、役割給が決まります。その役割の達成度を年度の終わりに評価し、それが業績ということになります。この業績は、賞与に結び付けられます。

　つまり成果主義賃金は、「目標面接」「役割評価」「役割給」「業績賞与」といった4つの部品をもって構成されることになります。さらにこれを年俸化する場合には、役割給に職能給をプラスして基本年俸が決まり、一方、業績賞与を業績年俸として設定することにより年俸が決まることになります。

3 これからの人事・賃金制度と人材活用

(1) ライフステージ別の賃金制度の再編

　日本の人事・賃金制度は、すでに述べたように生活主義、年功主義を経て能力主義に至り、今日さらにその能力主義の一部が成果主義賃金へと変貌を遂げつつあるわけですが、では一体これからの人事・賃金制度はどうあるべきか、またそれは人材活用とどのような関連を持つかを考えてみることにします。

　そこで、ライフステージ別の賃金体系のあり方ですが、図表8を見てください。

　まず20歳代は、生活の立ち上がりとしての最も重要な時期に当たります。したがって年齢給を重視し、とにかくまず賃金を一定の水準に引き上げることに全力を傾けます。しかし、この時点においても能力の開発は重要ですから、結局年齢給6割、職能給4割といったバランスで賃金体系は組立てられます。

　30歳代になりますと、賃金は一定の水準に達しますから年齢給の伸びをやや抑え、能力の伸びが最も盛んな時期に入ってきますから、職能給の伸び率の比重を高めます。つまり年齢給4割、職能給6割といった構成となります。

　40歳になると賃金はもはや5人世帯標準生計費を賄うレベルまで達しますから、年齢給は排除し、その代わりに成

図表8　社員の成長ステージ別の賃金体系

	20歳代〜	30歳代〜	40歳代〜	50歳代〜	60歳代〜
生活主義(年齢給)	◎	○	−	−	−
能力主義(職能給)	○	◎	◎	○	−
成果主義 (役割・業績給)	−	−	○	◎	◎

　　　　　　　　　　　　　　　　　　　　年俸制

果主義としての役割・業績給の導入を進めていきます。40歳代における賃金は職能給は6割、役割・業績給は4割という形となるのです。

　つまり30歳代までが人生のいわば自己充足期に当たり、40歳からは自己実現の世代に入っていくことになるわけです。40歳代ともなれば自分の意思で業務の改善・拡大・創造を可能とする、つまり裁量的な側面が増えますから成果主義賃金は成立することになるわけです。

　そして50歳代ともなれば、最も人材の活用が充実される層になりますから、成果主義賃金にぐっと比重をかけ、成果主義賃金6割、能力主義4割とします。59歳に30年間続いてきた能力主義との決別を告げます。つまりもはや能力開発主義としての職能給は任を終えることになります。そして60歳代を超えては専ら役割・業績に応じた成果主義賃金がふさわしいということになるわけです。

　そして、時間外適用除外者や極めて裁量性の強い専門職については、年俸制に切り替えることが適切となるのです。

図表9　定昇カーブの修正

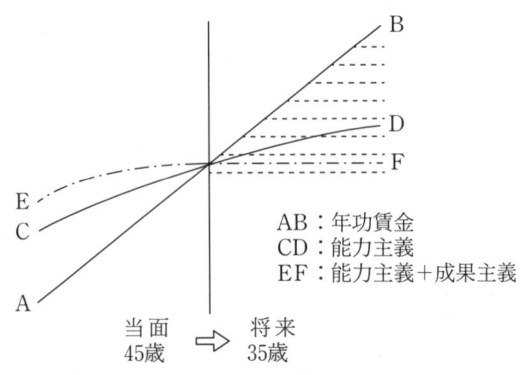

```
                            B
                         ／
                      ／ ‐‐‐‐‐‐
                   ／ ‐‐‐‐‐‐‐‐‐
                ／ ‐‐‐‐‐‐‐‐‐‐‐
             ／ ‐‐‐‐‐‐‐‐‐‐‐‐‐  D
          ／ ・―‐‐‐‐‐‐‐‐‐‐‐‐‐‐‐
       ／・―‐‐‐‐‐‐‐‐‐‐‐‐‐‐‐‐‐‐  F
 E ・／
 C
                   AB：年功賃金
                   CD：能力主義
                   EF：能力主義＋成果主義
 A

       当面    ⇒  将来
       45歳       35歳
```

　21世紀に向けての日本の賃金体系は、この図表8で見るような方向で修正されていくものと思われます。

(2)　賃金カーブと定昇の修正

　以上のようなライフサイクルに応じた賃金カーブの設計は、日本の賃金カーブすなわち定期昇給制度を大きく修正することとなります。

　図表9を見てください。ABラインは年功賃金、定昇が4％、定昇以外の昇給が2％で合わせて6％との右上がりカーブとなります。定昇以外の昇給というのは、職能資格が上がったときの昇格昇給とか、役職が上がったときの昇進昇給がこれに当たります。昇格とか昇進は必ずしも定期的に行われませんから、これは定期昇給にはならないのです。

　さらに能力主義賃金となれば定昇が2％、定昇以外の昇給が1％ですから、右上がり約3％のカーブとなり45歳を過ぎるころから伸びは鈍化していきます。なぜならば能力

主義は能力開発主義の賃金であるからです。

つまり、図表で眺めるようにABカーブに対して、ぐっと右角度の半分になったカーブで、45歳以上逓減するカーブに切り替えられます。

さらにEFカーブがこれからの賃金カーブとなります。45歳まではやや右上がりの能力主義、45歳を過ぎては定昇のないフラットな成果主義賃金ということになるのです。つまり45歳を過ぎれば専ら自己実現の年代層に入っていくということがいえます。

現在は45歳前後がこの前半と後半の分かれ道になりますが、将来若年層の賃金が持ち上げられ、早立ちのカーブに切り換えられていけば、35歳前後で賃金は一定の水準に達しますから、この縦軸のカーブは将来は35歳前後で考えれば良いことになります。つまり35歳までは賃金カーブは上がっていき、35歳を過ぎればもはや賃金は横軸に対してフラットであり、あとは本人の役割や業績しだいでダイナミックに上下するという賃金に代わることになります。上下するといっても一定の生活保証は、必要であることはいうまでもありません。

(3) 人材政策理念がベース～育成と活用～

このように日本の賃金は今後は35歳までは能力主義、35歳を過ぎては成果主義という方向にいずれ変わっていくことになりますが、これを人材政策と絡ませて考えれば、図表10のようになります。

第1章　人事諸制度の変遷と人材の活用

図表10　人材政策と賃金カーブ

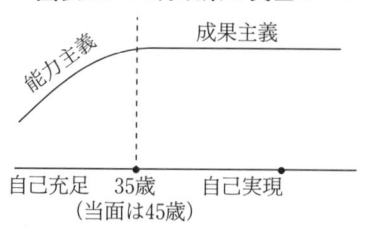

```
              成果主義
     能力主義
  ┌──────┬──────┐
  自己充足  35歳    自己実現
       （当面は45歳）
```

　つまり35歳（当面は45歳）までは能力主義で自己充足の段階であるといえます。しっかり経験を積み、知識・技術を身に付け、能力を伸ばしていく時期が35歳までで、この間の賃金は能力開発主義として、ぐんぐん上がっていく賃金ということになります。そうして35歳で賃金は一定の水準に達し、各人の能力の充足も一応めどがつきます。その能力も充足のレベルしだいで、その後における、与えられる労働チャンスが左右されます。うんと能力を伸ばした人はその後いい仕事が与えられるし、いい仕事が与えられれば、それなりに高い成果を上げ、高い成果主義賃金を受け取ることができます。

　逆に35歳までの能力の自己充足が乏しい人は、その後のチャンスの与えられ方も乏しくなり、したがって成果主義賃金も低いものとなり、その後の人生を惨めなものとせざるを得ません。いわば35歳以上は、それまでに培われた能力の充足を基準として、与えられたチャンスが自己実現を左右し、本人の成果主義賃金を左右するということになります。

　これから人生に対応して35歳までに全力を傾けて、わき

目も振らず能力を高めましょう。そして35歳過ぎたならば、その高めた能力を有効に活かすチャンスを自らがつくり出し、そのチャンスを活かして高い成果を上げ、社会に貢献しながら高い賃金を入手し、いい生活をするような人生を送ることが望ましいといえます。

つまりこれからの人材政策は、経営の賃金制度、人事制度と併せて本人がいかに個の確立を図りながら、自己充足、自己実現を図っていくかがカギとなるといえるでしょう。

これからの経営は、人材をいかに使い捨てするかではなく、いかにその一人ひとりの人材を生涯を通じて、働きがい・生きがいのある人生を創造するかという観点で人材政策が決められることが望ましいといえます。資源の乏しいわが国においては、人材こそが唯一の資源です。この人材資源をいかに有効に活用するかが、経営の発展でもあり日本経済の国際競争力の高揚にもつながっていくことを見失ってはいけません。

第2章

師長主任の役割業務

病院には、一般的に管理や組織がないといわれます。一人ひとりが専門職であるが故に自己の専門能力の啓発、向上には非常に熱心ですが、組織への帰属意識は希薄です。これらの傾向は師長、主任職になっても同様で、これでは困るのです。

　自分の部下がだれであるのか、私の上司はだれなのか分からない、指揮命令系統が不明確では組織はないのと同じなのですが病院では結構これらのケースが多いのです。

　当然のことながら病院目標を達成するために組織があり、師長、主任の役割があるのです。その役割（権限と責任）とは何か、次にその役割の概要を整理してみます。

1 管理監督者の役割

　管理監督者に対する期待役割は大きい。管理監督者の職場管理いかんによって、病院の未来の成長、展望が開け、また部下の社会生活に働きがいや生きがいを与えるなど、さまざまな影響が発生するからです。

　今後の職場管理を一層充実させるために、師長、主任のリーダーの本質的な役割はいかにあるべきかを考えてみることにします。

　その役割業務は部門統括、部下掌握育成、企画開発、業務推進、上司補佐の5つです。この役割業務を果たすために、師長、主任として、当然に心得ておかなければならない、いくつかのルールがあります。

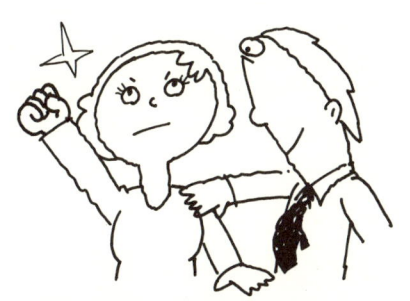

部下の自主性や意欲を大切に

(1) 管理原則

組織には組織としての仕事の進め方があります。しかし組織メンバーは、各人一人ひとりの目標を持っています。したがって、この個人目標と組織を統合できなければ、各メンバーが持つパワーを組織へ生かすことは難しいでしょう。さらに師長、主任は単位組織の一部を担っており、病院全体目標との整合が必要です。組織は分業と協業によって成立します。したがって部下各人に割り当てた職務は、部下個々人の能力に見合った適切な内容か否か専門性をより良く生かし、能力を伸ばすような職務分担になっているかどうかの検証が必要です。極端な専門分化による分担であったり、単調業務の繰り返しであってはモラールの低下を招きやすいからです。

(2) 指揮・命令系統の統一

原則として指揮命令、報告は、直属の上司によって行われます。階層を飛び越えたり、他部門の上司から直接担当

者に指示されることはありません。この命令や報告を統一することによって、組織が成立し指揮・命令の混乱を防止することができます。しかし、診療補助業務の推進に当たっては、チームメンバーの一員としてその役割を果たしています。その際のチームリーダーは医師です。現場業務に従事した時の業務の指揮者は、医師ですが、組織上の管理指揮者は看護部長や副看護部長です。実務遂行と組織機能上の職務担当の管理者の違いを明確に理解し対応しなければなりません。

　看護部門における組織機能上の職務（職務分掌）を明確にしておくことも必要です。師長、主任の役割が不明確なために組織業務が混乱を起こしモラールの低下をまねく例も多々目につきます。

(3) 管理監督の限界

　1人の上司が管理監督できる部下の人数は業務が標準化されている場合は15～18名程度、一般的には9名が限度といわれます。例えば主任であれば看護師9名、師長であれば1人の師長が管理できる人数は主任9名が限界という意味です。しかし、企画・開発業務など複雑で創造的な業務を担当する場合においては4～5名が限界というのが1つの目安です。

　部下の数の適正化は管理者の行動パターンにも大きな影響をもたらします。最近のマネジメントは、C.B.O＝(Challenge & Create-Courageous) すなわち部下からの

自然な盛り上がりによる自主的な管理方式であり、これらは管理者の従来の役割を変化させる一つの要因になっています。部下の数が少ないと、どうしても細かな点まで細々と指揮・命令を下すことになり、部下の自律性を損なう結果となります。上からの指揮・命令によるノルマによる目標管理に陥る危険性があります。これからの人事管理は、下からのヤル気を促す動機づけを中心としたマネジメントです。部下の自主性や意欲を大切にする管理に変貌しているのです。

(4) モラール管理と社会的責任の遂行

組織の存続において、社会的責任が強く求められる時代になりました。特に病院においては人命を預かることからしてインフォームドコンセント等の社会的責任の遂行は絶対必要条件です。これらの責任を果たすために看護スタッフのモラールの高揚と高い仕事意欲の維持・動機づけは師長、主任の重要な役割業務の一つです。

個人的な感情や思惑で勝手に人事異動を拒否したりする看護職がいますが、その理由はどうであれ、組織の理解、社会的責任の欠如といわざるを得ません。しかし、この問題はスタッフだけの問題ではなく、しっかりとした管理指導教育をしていない師長、主任の責任というべきでしょう。

(5) 管理監督者の3大職務

業績の管理、人の管理、変化対応の管理の3つを挙げる

ことができます。

　まず第1の業績の管理は目標を設定し、その達成に努めることが管理監督者の基本的な任務の一つです。病院の経営方針を受けて、その方針をどう具現化するか、ボトムアップ式で方針達成のための方針や手段を練り上げていきます。これがそれぞれの専門科としての目標となります。

　無論、専門科としての目標が決まれば、各人の目標として下にブレイクダウンされますが、この場合も師長と主任、部下がよく話し合って納得の上で目標を共有化することが大切です。今期やるべき目標や上司として援助協力する内容、部下への期待、将来の方向づけ、および各種の制約条件等について明確に話し合います。部下に目標を与えて必要な権限を委譲しただけで成果を上げられるのであれば苦労はいりません。部下が仕事に興味を持ち、意欲的に目標達成に取り組むように動機づけ、指導、援助、協力を惜しまない上司の飽くなき情熱が必要です。

　部下本人の自主性を尊重しながら暖かく見守り目標達成に必要な援助指導をタイミングよく行うことが大切です。

　2番目の人の管理とは、人間関係管理ともいわれます。コミュニケーションを促進し、必要な情報を必要時に適宜適切に情報伝達を行うことと、またコミュニケーションを行う時には部下の気持ちや意欲、感情などをよく理解して話し合うことです。特に管理監督者は部下の価値観を認め、個人のパーソナリティや能力の差を認め合い共有した目標、情報を持つこと、また協力の質を高め、部下の成果を心か

ら喜ぶ感受性や共感的理解を持つこと等が重要です。共感的な職場や皆で助け合う職場をつくれるか否かは、今後、管理監督者として成功するかどうかのキーポイントとなるでしょう。

第3の変化対応の管理とはチャレンジの役割業務です。

時代は変化しています。看護の技術も手法も患者のニーズも時代とともに変化しています。対病院との競合もあります。患者を待っているだけでは時代遅れとなります。いかにして多くの患者を呼び込むか、スタッフ全員が待ちの経営から"しかける経営"に転換する意識革命をしなければなりません。その旗振りの主役は、管理監督者自身です。厳しい病院経営において時代のニーズにマッチしたハイレベルの技術、技能を磨くことは社会的責任の強い職務に従事する看護職としては、至極当然のことです。また、常に新しい知識や技術、技能を求め続ける職場文化を持つ病院においてはその未来は、また永遠であるといえましょう。

2 A病院の役割業務の実例

管理監督者（師長、主任）の概念的な役割業務について述べましたが、ここではA病院の実例から役割を抜粋しましたので参考にしてください（図表11参照）。具体的なイメージがつかめれば幸いです。

図表11　師長役割業務（A病院事例）抜粋

業　務　名	課　業　名	課業内容（課業の内容説明）
運営	原価意識の徹底	1．コスト意識についての指導 ・物品器材の無駄を省くよう管理指導 ・現任教育の徹底 ・病院経営の実体の把握 2．請求漏れ対策の検討と実施 ・診療行為の記載、記録漏れのチェック ・診療行為の記載記録の不正確・不備のチェック ・診療行為の伝票漏れ・伝票紛失のチェック ・看護部と医事との相互積極的介入の配慮 3．ベッドコントロール ・ベッド稼働率の向上 ・一般個室（特別加算室）ICU病床の有効運用 ・ベッドコントロールマニュアル作成 ・看護部長が総括調整し決定 ・空床がない時には主治医と当該病棟師長がベッド調整し、退院協力を求める ・患者を転棟させてベッドコントロールする場合、移動すること移動したことが不満につながらないよう患者へのアプローチ徹底
	保険点数等医療収入の把握	1．保険点数の確認 ①診療行為と保険点数との確認

業 務 名	課 業 名	課業内容（課業の内容説明）
運営	保険点数等医療収入の把握	・保険行為と非保険行為のチェック ・保険未承認材料の把握 ②現行保険制度の把握 ・入院医学管理料は2週間、1ヵ月、3ヵ月、半年、1年後と減る医療収入計算 ・保険制度のしくみ ・基本看護＋基準看護料＝看護部門の収入計算 ③一部負担金についての説明 ・老人本人、家族生保、労災、自賠等の保険制度と一部負担金 ・疾病ごとの負担金の把握（アッペ・胆石・胃切等） ④全医療収益とポジション別収益との関係把握 ⑤全医療収益と入院医療収益との関係把握 ⑥看護料収益と予算額把握
	月間勤務表作成	・勤務スケジュールの作成 ・希望を組み入れる ・突発時の勤務交替ルールの徹底 ・夜勤時の保育調整 ・公休有休、消化の調整
	看護業務の指導、監督	・24時間の業務量を考え、日勤に移しうる業務はないか常に調整、検討 ・年間、月間、週間の計画の明示、指導

業務名	課業名	課業内容（課業の内容説明）
運営	看護業務の指導、監督	・看護業務の改善、効率化の推進 ・看護方式の見直し検討 ・管理上の諸統計の分析、病棟運営に活用 ・相互に啓発し合う環境づくり
	勤務時間管理、諸届提出点検	・出勤状態、休憩、超過勤務、個人交替、勤務交替届、有休、遅刻・欠勤届、長期休暇届、病欠届（診断書提出）、退職届状況の把握と調整指導
労務管理	病棟会議運営	・定例会議の企画運営（議事進行、議事録の作成） ・コミュニケーションの場としての内容検討と実施
	健康管理	・職員の感染防止対策の徹底 ・ストレスやバーンアウト徴候の有無把握と対応 ・健診の徹底
	服務規律の遵守	・院内規定に基づいた許可、届出等の手続き指導 ・業務上の指示命令の受け方と報告の仕方の指導
	服務規律の遵守	・勤務時間遵守への指導 ・諸休暇の取り方の指導
	人間関係の調整	・患者との接遇等状況に応じての指導教育
患者看護管理Ⅰ	患者把握	・患者に対しての必要な情報交換や伝達、スタッフや師長で適宜問題解決のための会議開催と議事進行 ・チームカンファレンスの実施

業務名	課業名	課業内容（課業の内容説明）
患者看護管理	患者把握	・患者家族との問題に対する話し合い、インフォムードコンセントについての対応 ・患者家族との積極的な情報収集とプライバシーの保護の徹底 ・医師の診断、治療方針の徹底と患者把握と指導 ・死を迎える患者、家族への援助対応
	看護計画の指導 記録の点検と管理	・看護計画の立案と実施評価 ・スタッフの看護の把握と指導 ・サマリーや指導計画等の内容検討と指導 ・看護アセスメントが記録され自己の看護の振り返りや看護の評価に活用されているかの把握と指導 ・退院サマリーが記載され外来への継続として活用されているかの把握と指導 ・病棟日誌は24時間を一覧で、管理のポイントが記入されているかの確認と指導 ・担送、護送、独歩の区別、入退院の記載、重症、要注意、ope 患者のレポートがされているかの確認と指導 ・病棟会議記録、連絡ノート、各委員会記録はスタッフに確認サインをとることの周知徹底

業　務　名	課　業　名	課業内容（課業の内容説明）
患者看護管理	記録の点検と管理	・体温表や看護記録の記載はもれなく記入されているのか確認と指導 ・カルテフィルムなどの整理確認
	患者の面会、外出外泊に関する管理	・患者家族への面会規則の指導 ・家族等の面会しやすい配慮についてスタッフに指導 ・外出外泊許可書提出の確認指導 ・緊急時連絡先の確認、記載時の指導 ・理由の明確化
	退院時における患者管理	・日常生活を考慮した個別の退院指導の徹底指導 ・家族への適切な指導がなされているかの確認指導 ・往診訪問についての説明と依頼がなされているかの確認と指導
施設環境管理	環境の安全と快適な環境保持指導	・故障、修理等整備を必要とするものはないかの確認と点検 ・整備点検日時を明確にし、一覧表を作成実施 ・暖房、冷房等病室の温度、湿度換気に留意し点検実施 ・おむつ、ゴミの回収は適切か、悪臭等に配慮した対応がなされているか確認指導 ・四季に合わせた行事の立案と実施、四季に合わせた例会（クリスマス、たなばた等）

業　務　名	課　業　名	課業内容（課業の内容説明）
事故防止安全管理	事故防止安全管理	・ベッドストッパーハンドル・コードや床の水こぼれ、ベッド柵転倒転落予防に配慮した対応がなされているかの確認と指導 ・輸血や輸液薬の確認（患者に与薬されるまでにダブルチェックとなっているかの確認と指導） ・現金、貴重品に対してのオリエンテーションの徹底、盗難予防指導 ・不穏状態となる人、無断離院、自殺企図等精神面への変化を予測した対策実施
	災害対策	・火気酸素使用時事故防止の徹底 ・担送護送区分、非常時の避難経路、連絡網の明示 ・非常時対応手順の明示 ・非常時持出物品の場所明示 ・消火器、火災報知器、屋内消火栓の場所、使用方法の指導 ・避難訓練の実施
	感染対策	・感染疾患患者の把握 ・消毒処理方法の指導 ・患者家族への生活指導 ・感染予防対策委員会での新しい情報の共有と学習の推進
物品管理	物品管理	・物品の機器の一覧表により点検日設定実施

業 務 名	課 業 名	課業内容（課業の内容説明）
物品管理	物品管理	・業務量を予測し物品薬品を補充し不必要なものは整理しているかの確認と指導 ・請求や修理の手順についてはスタッフに周知徹底、指導 ・物品の整備や保存方法、価格についての指導 ・注射薬、請求定数補充は適切か、定期的に検討し修正 ・救急薬品や救急カートの整備点検は十分か、担当者は明確にされているかの確認指導 ・軟膏検査用薬品、消毒薬などの量、管理保管場所は適切かの把握と指導 ・衛生材料やディスポ製品などの使用量を把握し無駄な消費をしていないかの確認と指導
	機械器具類の管理	・器材の点検といつでも使用できるように保管 ・係を決め定期的に点検実施 ・新機器、衛生材料物品等についての情報交換と品質を研究・検討し購入指示
職員教育	現任教育 （OJTの実践）	・臨床看護の実務を通し看護能力を高める看護ケースの検討、実施 ・病棟における学習会の企画立案 ・学会研修会への参加と伝達研修の実施 ・研修内容のフィードバック活用

業務名	課業名	課業内容（課業の内容説明）
職員教育	現任教育	・中途採用者の指導 ・業務評価とそのフィードバック ・師長不在時の代行の明確化と連絡ルート指導 ・スタッフ個々に応じた教育計画の立案実施 ・新採用者の受け入れ教育の実施
	学生指導	・看護部方針、実習目標の明確化（カリキュラム、スケジュール等） ・受け持ち患者名など学生指導者と相談の上スタッフに伝達指導 ・実習スケジュールの作成カンファレンス日時の考慮
	看護研究	・看護研究の意義と目的が理解できる指導 ・看護の質の向上のために研究指導 ・論文のまとめ方、発表の仕方について指導 ・担当者の看護研究を推進援助 ・学会発表、誌上発表の推進
	介護職教育	・医療チームの一員としての指導、プロ意識の育成 ・接遇の指導 ・集合教育の企画立案実施
患者看護管理Ⅱ	患者把握	1. メンバーからの患者状態報告を的確に把握し、必要に応じた対応の選択指示

業 務 名	課 業 名	課業内容（課業の内容説明）
患者看護管理	患者把握	・メンバーからの報告内容が的確であるか ・緊急性の有無のチェック ・報告事項に対しメンバーがどのような対応をしたか 2．患者ラウンドによる情報収集 　・患者が訴えやすい方法での会話 　・傾聴の姿勢 3．患者、家族に対する積極的な情報収集とプライバシーの保護 　・プライバシーを考慮した場所の設定 　・ゆとりを持った対応 　・情報理解の誤りがないかの確認 4．患者、家族の問題に対する話し合いやインフォームド・コンセントの配慮 　・明確化された問題に対し、誠意を持った対応をする 　・疑問や不安に対し医療側からの答えを返す 5．チームカンファレンスの実施進行 　・問題点の明確化および共有 　・看護内容の検討、修正 6．医師の診断・治療方針等の情報収集および情報交換 　・医師記録、検査データからの情報

業　務　名	課　業　名	課業内容（課業の内容説明）
患者看護管理	患者把握	・オーダー表からの情報 ・患者、家族に対するムンテラ内容の把握 ・主治医とのカンファレンス 7．他部門（リハビリ、訪問看護等）との情報交換 ・リハビリ進行状態（日常生活上の注意点の理解） ・家庭での介護状況（どのような介護サービスを利用しているか） 8．患者が自由に発言できる雰囲気づくりの配慮 ・普段からの患者とのコミュニケーション ・患者の思いを予測した会話 ・患者を受容する姿勢
	看護計画の充実	1．看護上の問題点について具体的計画の立案、実施、指導 ・問題点の優先順位づけ ・到達目標の明確化 ・計画内容の伝達 2．カンファレンスの運営 ・情報の共有化 ・看護計画実施後の評価、修正 ・新たな問題点のチェック 3．患者状況の十分な把握 ・家族環境 ・社会的背景 ・経済的状況 4．理論的裏付けの看護展開

業　務　名	課　業　名	課業内容（課業の内容説明）
患者看護管理	看護計画の充実	・看護をすることで何が期待できるか ・どのようなリスクが考えられるか ・経過の予測
	苦情処理	1．苦情内容の把握 ・具体的内容の把握 2．苦情に対する早急な対応 ・原因の除去に努める ・医療側の対処の方法を患者に伝え納得していただく 3．臨時カンファレンスの実施 ・時間が経過する前にメンバーに情報を流す ・問題意識を持たせ同じ繰り返しを起こさない配慮・指導 ・患者に対する接し方が変わらない配慮指導 4．部長への報告 ・苦情内容の報告 ・どのような対処をしたか ・今後どうするか（カンファレンス内容の報告）
	看護記録の充実	1．POSに関する学習、質の向上の検討 ・POSの記録の方法と指導 ・看護問題の把握 ・症例を挙げた勉強会の実施 2．看護サマリーの内容の検討 ・ポイントをつかんでいるか ・サマリー受領側が正確に理解できる内容であるか

業務名	課業名	課業内容（課業の内容説明）
患者看護管理	看護記録の充実	3．看護サマリーが活用された看護の継続対応 ・看護の経過を把握した上での患者対応 ・看護者、環境が変わることによる患者負担の軽減対応処置
	病棟日誌の記載	1．重症・要注意患者および術後患者の状態記録 ・病棟内における患者背景の把握 ・病状変化の早期把握 （以下省略）

第 3 章

師長主任職務の遂行

「この2カ月師長をやってきましたが、私には師長が務まらない…"頭を使って仕事をやれ"といわれても、何をどうしたらいいのか、分かりません。…管理者業務も、看護業務も一人二役は私にはとてもできません。無理をいわれるのであれば私は病院をやめます」。

…部下が思うように動いてくれない、ちょっとした注意をするとふてくされて休んでしまう……師長になったために夜勤もなくなって実質的な収入も減った。家に帰れば家事や子育てで、勉強どころじゃありません。

師長、主任は確かに忙しく、一所懸命にやっている。しかし、そのわりには効果×効率につなげられない師長、主任がいます。効果×効率＝生産性ですから、生産性の高い仕事をするためには「あれも、これも」ではなくて、仕事の優先度を決めて、「これだけは…」といった考え方でやることが大切ですが、彼女にはそれができないようです。部下には悪く思われたくない……、部下に対して言いたいことも言わない。また叱咤激励もしないという上司がいます。この部下を何としても社会に貢献できる立派な人材に育てたい……そして、一日も早く、この私を飛び越えてほしい。このくらいの熱いロマンがなければ、部下は育ちません。管理者としての姿勢が問われるわけです。良いことをしても、悪いことをしても何にも部下に言わないことは、師長、主任の基本的なマインドが欠如しているととらえることができます。

管理者としてのものの見方、考え方、また、マインド教

育等、何にも教育をしないで、師長や主任に登用する病院が多いのですがこれが問題です。ある日、突然に今日から師長業務をやれといわれても戸惑うばかりです。これに準じたケースは、他の病院にもかなり散見されます。それよりも何よりも一番問題なのは、明からに基本的な能力のない者を師長や主任に登用しなければならないほど、中小病院では人材が不足しているということです。

しかし、現実の問題として、他に人がいないのですから、その人をうまく使っていかなければなりません。さらに上級の管理者が、彼女を援助して管理者業務を推進していかなければならないのです。次に師長、主任としての基本的行動を整理してみました。

1 現状の組織業務の把握

担当組織（グループ、科、部）の業務は、一見、明確であるように見えますが、その実、案外、不明確な場合が多いようです。仕事は、状況によって絶えず変化します。また、個人によっても仕事の範囲が異なり、さまざまです。

しかし、師長、主任ともなれば、自分の所属する組織の仕事を正確に認識することが、管理監督者の出発点になります。その組織業務も、その中身は時とともに刻々と変わっていきます。仕事のやり方（手段）や方法は、いつも同じということはないからです。これを放っておくと期待される管理監督者の役割にも認識のズレが生じます。ズレが

ないように、いつも気をつけて、状況に合わせて常に仕事を見直し、これでいいのか、もっとよいやり方はないのか、等を考え、役割の修正を行う柔軟な努力を怠ってはならないのです。

(1) 構成職員の能力把握

あなたは師長、主任として、あなたが所管する職員全員の能力を正しく把握しているでしょうか。部下の能力をとらえることは、大変難しいことですが、日常業務の遂行状況や種々の接触場面の行動事実を通して、分析的に把握することが大切です。仕事と能力のギャップを確認し、ギャップ解消のために上司の指導援助が始まります。一方、部下は能力アップのために自己啓発に努めます。

(2) 確認情報を持つ

語られない事実を含めて、正確に事実を確認することは難しいことです。部下を信頼しないわけではありませんが、部下の報告や意見をうのみにせずに、現場に下りて、自分の眼や耳で確認情報を取ることが大切です。師長、主任業務の遂行は、事実に基づいた客観的で冷静な現場指向の実行力が大切なのです。

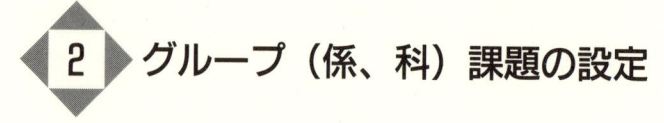

2 グループ（係、科）課題の設定

正確な事実確認から自分が担当する組織の問題や課題を

見極め、この問題解決に当たるのが、師長、主任としての仕事の第一歩です。仕事の重要性、緊急度、効果等の具合から優先順位をつけて、実施していかなければなりません。限られた人員と能力および時間の中で、組織上の諸問題を解決するためには、仕事の優先序列付けと仕事の配分と人の配置が重要です。

　また、仕事の目標レベルの置き方により、必要な手段や方法や目標達成の期限が異なってきます。その時、その所、その人の状況をよく見てチャレンジできるレベルを適切に選び、仕事を割り当てなければなりません。

(1) 病院方針、部（グループ、科）方針の理解

　担当組織の方針や業務遂行目標や課題設定にあたり、上位組織との乖離があってはなりません。師長が立てた所管部署の方針や目標は、当然に看護部長の方針に沿ったものでなくてはなりませんし、また、部長の方針は病院のトップ方針（経営方針）にマッチしていることが大切です。方針は連動し、整合性を保つように設定しなければなりません。また、病院経営も医療行政の変化に即応し、方針の変更、修正は随時行わなければ厳しい医療環境に生き残ることができないでしょう。状況、流れの変化をしっかりとつかみ、組織として、個人として独りよがりの目標にならないように十分注意しなければなりません。

(2) 目標は5W1Hで

　目標を設定したら、具体的実施項目と内容を詰め、日程を決め、だれに担当させるのかを、5W1Hで洩れなく決めていきます。また、仕事は計画通りに進むものではないとの考え方でいたほうがベターです。もし万一、最悪の状況（不測の事態）を頭に描いていれば、究極の場合でも心に余裕が持てるからです。

(3) 調整は相手の理解が基本

　部下、関係グループの相互理解を得るために組織分担表、日程スケジュール表は必ず作成するようにします。また、日程スケジュール表はフォローに使いやすい様式を考えることが要点です。

　また、分担を決める場合、担当者は日常ルーチン業務を抱えているわけですから、その仕事をどうするか、よく考えてやらねばなりません。ですから具体的実施項目と内容を詰める段階では、ぜひとも部下も参画させ、目標設定の背景や情景等について相互に理解し合っておくことが大切です。協力を取りつけるためには相手を理解することが基本ですが、関係者が多数にわたる場合は会議で調整するのがよいやり方です。

(4) 調整を成功させるポイント

　調整をうまくやる方法を考えてみましょう。調整は組織

目標を達成するために行うわけですから、個人の感情や主張、立場などにとらわれて、いたずらに対立することがないように注意しなければなりません。局面ごとに本来の目標を確認しながら、本筋をはずれないように話を進めます。

話し合いにあたっては、感情的なもつれを引き起こさないように、予め、相手の反応を予測して表現を工夫するなど冷静な対応を心がけることが大切です。常に現実の実務を踏まえた話し合いとなるように留意し、抽象的な論議や理論の対決を避けるべきです。互いに責任ある立場で協力的に、目標を達成するための手段や方法について知恵を出し合うことが留意点です。

3 上長、他部門との良い人間関係づくり

上長や他部門との良い人間関係をつくり、協力して、患者が感動する看護サービスを心がけることは、師長、主任としてのあるべき基本的行動です。上長や他部門を動かせてこそ、一人前といえるでしょう。

そのためには、人望が大事ですが、それは師長、主任としてのあなたの常日頃からの患者さんに対する誠実な看護行動の積み上げがあってのことです。

(1) 上長との関係

自らの担当業務を確実に遂行すること、また、看護部に課せられた期待役割を十分に認識して、積極的に上長を補

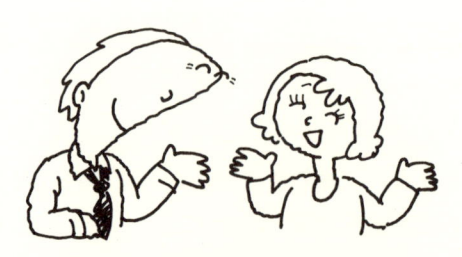

上長・他部門との良い関係を築く

佐していくことは、部下(師長、主任)としての重要な役割であり、責務です。さらに、上長の立場で物事を考え、判断できるようになれば、もはや、あなたは、一流の師長、主任です。

業務推進状況については、タイムリーに報告、連絡を行い、課題は、腹案を持って上長に対処策を相談します。特に報告、連絡の留意点は、重要事項と一般的事項を見極めた報告、連絡が必要で、その際、事実と風聞、意見をきちんと分けて事実に基づいて判断し上申することが信頼ある管理、監督者の基本的行動です。

(2) 意見の具申提案

担当業務については、あなたが一番業務に精通したプロであるはずです。専門能力について研鑽を積み、識見において上長を凌ぐ気概がほしいものです。一方、担当組織業務の遂行についても、いつも反省の気持ちを忘れずに、大きな視野から上長の違った観点からの意見、判断を聞き、変革に努める度量や謙虚さが大切です。

これらの大きな心を持った師長、主任は、将来、大管理

者になる資質を持った人材です。

(3) 上長の代行

必要な場合は、上長の仕事を代行しなければなりません。いつでも上長業務を遂行できるよう、意欲を持って自己の職務遂行能力の向上に、また、部下の能力開発、育成に、人間関係等に、モラールの向上等に上長の意を体して代行しているでしょうか。これらの代行業務について考えてみたことがありますか。また結果については必ず報告しなければなりません。

(4) 他部門とのあり方

看護部門の仕事は各部門と相互に密接に結びついています。相手の協力はこちらから協力することによって、初めて得られることを理解してください。

師長、主任ともなれば、担当グループ内の協力だけではなく全病院、各グループ（科）の協調性が求められるのです。それは、師長、主任の役割、職責からして当然のことです。他部門との協力においての留意点は次のとおりです。

① お互いの仕事、立場の理解に努める

看護業務は全部門が協力し合ってこそ、高度な治療が可能となることを理解し、お互いの仕事の特性と重要性をよく認識するように努めることです。自分だけの考え方や立場に固執せず、常に大局的な立場で物事を判断できるようになれば、もう師長、主任は卒業です。それぞれ、ワンス

テップ昇進すべきグレードの人です。

②　仕事についての必要な連絡は完璧に

　人命を預かる師長、主任業務遂行においては、必要な連絡は、いつ、いかなる理由があろうとも完璧でなければなりません。落ちのないように、相互に必要な知識と意見を交換し合っておかなければなりません。関連部署に関係することは漏れなく知らせ、場合によっては、事前に連絡を取り、余裕を持って、治療対処策を練ることが必要です。

第4章

看護職の人づくり

病院経営の最大の問題点の一つは「人づくり」です。特に「人づくり」が経営戦略的な重要な意味を持つわけですが、人が育っていれば、経営環境がどのように変化しようと恐れることはありません。

　病院の長期的、安定的な存続を可能にするのは「人」です。現在の病院が、どんなに収益を上げていようとも「人材」がいなければ病院の明日はないといえるでしょう。今、人の問題で一番頭を抱えるのは、看護職の人手不足です。看護職の質的問題、職業マインドの欠如、人間関係の対応など人材不足を嘆く病院が多いのです。看護職にあこがれて看護職になる人が多いのに、大方の人たちがリタイアしていきます。

　どこに問題があるのでしょうか。理想と現実のギャップはどこの職場にもあります。しかしこの問題はちょっと性格が違うような気がします。あるべき看護への理想はみな持っています。しかし、現実的には、夜勤で疲れているのに、また、看護研究のための勉強をしなければならないが、夫が、家族が協力してくれないなどと、嘆く看護職も実に多いのです。また看護職の定着、生産性を高める働き方はすべて本人の問題として片づけることはできません。病院側の人材育成の姿勢や努力はどうであったのかが問われるわけです。

　人材育成への投資は、計画的、意図的に行われているか否かも問題です。計画的な教育やOJTなど、何にも行わないで看護職だけにその責任を問うわけにはいきません。

うちの看護職はダメという前に、病院側の人材育成計画や教育姿勢および役割期待に認知のずれがないのか、原点に返り、反省をしてみることが必要です。役割期待の認知のずれとは何か、その考え方を次に整理してみました。

1 人づくりにロマンを

(1) 上司と部下の認知のずれ

　一般的に部下は上司に対して批判し、一方上司は部下の仕事ぶりや、仕事に対する意識について不満を抱いているのが普通です。

　試みに、ある病院で上司の管理監督者（師長、主任）と部下（看護職）のグループに別々に集まってもらい、お互いに、上司と部下間の日常業務遂行上の問題点を話し合ってもらいますと、結果は予想通り、自分たちの期待とはかけ離れていると非難が続出します。

　その理由は、上司は毎日一緒に仕事をしているのだから、いちいち細かいことまで言わなくても分かってくれるだろう、また、分かって当然と、上司と部下の間には、目標や役割期待に認知のずれがあるのです。この認知のずれは、夫婦の仲においても同じようなことがいえます。

　それは、それぞれ相手に対して多くの期待を持っているために生じる問題です。

　夫は「妻が、恋人であり、友人であり、夫婦であり、母

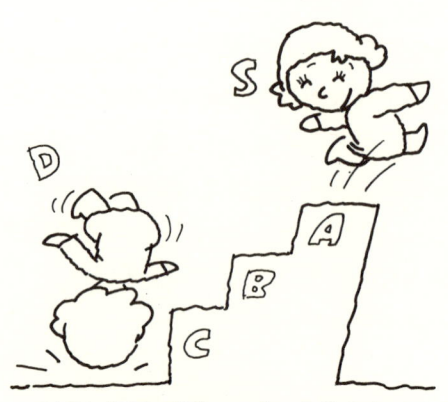

上司と部下の認知のズレを作らない

であり、収入支出の管理者であり、また、家庭の一方の柱であり、家を守る代表者である」などの期待を持っています。一方、妻は、夫に対して「恋人であり、友人であり、また、家族の柱であり、父であり、家の管理者であること」を期待しているのです。しかし肝心の当人は、そのことを知ってか知らぬか、全く期待された行動、態度をとらない、あるいは示さないところに不満がつのるのです。「役割期待」「役割認知」のずれがあるわけです。

　そこで留意しなければならない点は、相手を一方的に非難する前に、どれだけ相手の立場に立って、相手の心情を理解することができたか、できるかが大切で、これが人間関係醸成の鍵になるのです。この人間関係ができなければ、部下の育成も到底おぼつかないということになります。

(2) 人材育成の基本的な考え方

　最近、病院内においても「人材の育成」とか、「能力開

発」などの言葉が盛んに使われます。人材が育っていない、人がいない…などといいますが、これは、単に必要な知識や技能を教育するにとどまらず、広く人間的な成長を含めた全体的人格としての能力向上を意味するものです。人材育成の基本的な考え方として、師長、主任が理解しておかなければならない点は次のとおりです。

① 何を育成するのか、ターゲットを明確に

人材育成は、単に業務知識や技能を身につけてもらうことだけではありません。看護職として、患者に感謝される態度の育成、リーダーシップの養成、さらには、健全な職業感に培われた人間的成長を目指すものでなければなりません。

② 育成責任者は直属の上司

部下育成の責任者は、部下を通じて仕事を遂行し、計画通りに仕事を完遂する責任のある直属の上長です。しかし、部下は、日常、師長、主任の手許を離れて各現場業務に従事しているわけです。師長、主任も同じく各現場でプレーイングマネジャーとして働いているわけですが、自分の部下の能力開発や行動改善については、直属の上司の責任です。

したがって、1週間に1回は、部下がどんな仕事をしているのか、自分の目で確認することは管理監督者としての基本的な行動です。確認のやり方は、自分の目で見るほか、ドクターや、また、本人からの申告、聴き取りで確認するなどの方法が考えられます。

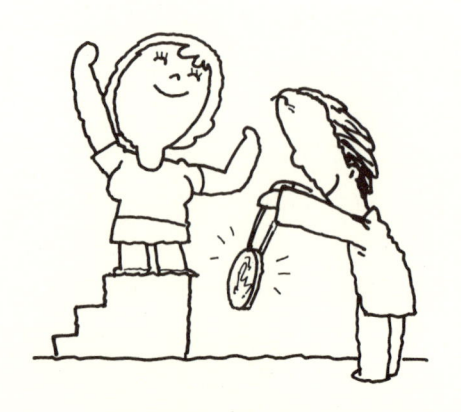

長期的観点から育てる

　1週間に1時間程度の時間は何としても都合をつけ、部下との密接なコミュニケーションができるように努力することは、師長、主任として当然の職責です。

③　いかに育てるのか

　人材育成は、常に長期的な観点に立って計画的に進めなければなりません。教育を行う場合は、まず、部下のニーズを把握しなければなりませんが、いつまでに、何を、どのように、また、どんな方法や手段で行うのか、部下育成に対するストーリーを具体的に能力開発カード、または、OJT計画書に描き、部下との面接を通じて共有化しておくことが必要です（図表12、13参照）。

　上司が部下育成にどんなに情熱を示しても、肝心の部下がその気になり自己啓発をしないのでは、到底期待する成果は得られないからです。

　人を育てることは、花づくりに似ているとよくいわれま

図表12　個別指導（OJT）のシステム

OJT必要点の把握（職務調査資料の有効活用）

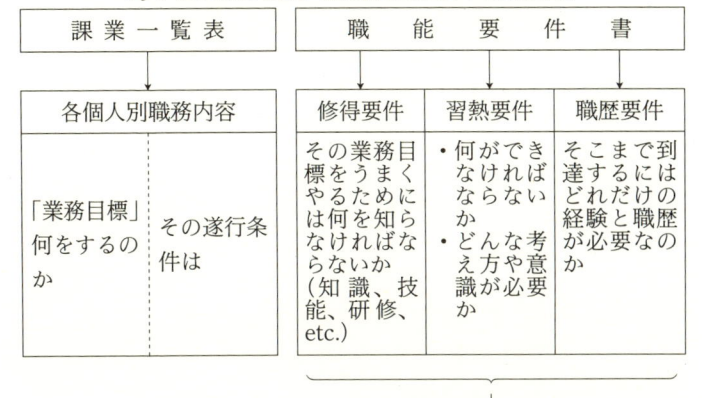

課業一覧表	職能要件書		
各個人別職務内容	修得要件	習熟要件	職歴要件
「業務目標」何をするのか／その遂行条件は	その業務目標をうまくやるためには何を知らなければならないか（知識、技能、研修、etc.）	・何ができなければならないか ・どんな考え方や意識が必要か	そこまで到達するにはどれだけの経験と職歴が必要なのか

↓
教育必要点の限定
（各個人別教育計画の立案）

す。花というものは、育てる人の愛情に素直です。細やかに愛情を注いでやれば、それにふさわしい美しい花を咲かせます。どんな花を育てるのにも剪定、肥料、除虫とかなりの手間がかかります。しかも剪定にしても、ただ鋏さえ入れればよいというものではなく、よいタイミングが必要で、まめに手入れを継続しなければなりません。

　部下の成長を心から期待し、その持てる力を最高度に発揮させるために援助やアドバイスを適宜適切に行うその過程の中に、相互に目に見えない信頼の絆が生まれるのです。

　援助やアドバイスは、職務遂行に関する技術的な指導をはじめとし、患者とのつきあい方、職場の人間関係、夫の協力などの家庭問題また、さまざまな価値観を持った看護師の職業意識の高揚など多岐にわたります。これらの多く

図表13　OJT（職場内教育訓練）計画書〈参考〉

（　年　月　日　〜　年　月　日）

所属	部課係	等級 在級年数	氏名	確認印	部門長印	所属長印（OJT・責任者）	本人印

現有能力レベル 月　日現在	期待する能力レベル 月　日現在	OのJ分T類名	課業を遂行するのに必要な資格要件（修得すべき知識、技能、資格、免許 etc.どのような手段、方法で）	上司による3ヵ月経過時の中間指導内容	本人の総合所見		所属長の総合所見	
課業名 …できるレベル	課業名 …できるレベル				所見	評価	所見	評価
援助　独力　完全	援助　独力　完全							
援助　独力　完全	援助　独力　完全							
援助　独力　完全	援助　独力　完全							
援助　独力　完全	援助　独力　完全							
援助　独力　完全	援助　独力　完全							
援助　独力　完全	援助　独力　完全							

＊業務遂行の中でOJTの機会を作る　　OJTの分類記号　　{ a. 説明して教える　d. 分担させる　b. 見習わせる　e. 代行させる　c. 実習させる　f. 担当させる }

＊…できるレベルに○印をする

の問題に適切に対処しなければならない師長、主任の職責を考えれば、従来の年功人事基準では、とてもやっていけません。

すなわち、部下の育成は単に上の者が下の者に知識や技術を教えるというだけにとどまらないということに気がつくはずです。幅の広い人間性と社会性を備えた感性豊かな、心のある管理監督者でなければ、これからの部下育成はできません。究極は人間対人間の心の交流です。最後に人を動かすものは心です。相手に先入観を持たず、その人は何を生きがいにしているのか……。あなたは、師長、主任として、10人の部下を持ったとき、10人の部下の人生観や生きがいを理解することができるでしょうか。若い看護職が持つ多様な価値観を——。外国人を相手に腹芸は通用しないのです。

お隣りの韓国の言葉に"行く言葉が美しければ、帰る言葉もまた美しい"という人間対人間の本質的な言い伝えがあります。要するに徹底して話し合うことが人材育成の出発点なのです。

④ 態度は変えることができますか……

部下は過去の経験からさまざまな態度、あるいは価値観を持っています。それは、必ずしも病院にとって望ましい、よい態度ばかりとは限りませんが、すでに出来上がっている好ましくない態度を変えさせることはできます。

① 態度は、生活経験、学習経験を通じて徐々に身についていく。

② 態度は習性と異なり、何らかの価値判断により行動化する。
③ 態度は習性と違うため変化させることができる。
④ 態度は多くの場合、コミュニケーションで表現されるのが普通である。

それでは、部下の好ましくない態度を変えさせるためには、具体的にどんな指導や方法をとったらよいのでしょうか。

① ホメて、ホメて、叱って、叱って、ホメる。

まず、部下の態度分析を客観的に行い、納得できるようによく説明することです。上司の意見やアドバイスに耳を傾けさせるためには、面接の雰囲気づくりが必要です。部下の優れている点、良い点を拾って、ホメて、ホメての面接の場面づくりからスタートしましょう。

態度変容に当たっては、態度は価値判断に結びついていますから、単に上司の意見や要望を押しつけるのではなく、適切な情報を与えて、部下の自主的な判断を待つことを基本ベースに置くことです。"あなたは自分のとった行動をどう思うか"という質問を通じて、物事をよく考えさせ問題点を認識させ、考え方を具体化させ、確かな判断と意思決定を習慣づけます。また、事実を認識させ、行動の前によく考えさせる習慣をつけさせることも大切です。

② 良い経験を積み重ねる。

態度はいろいろな経験の上に形成されるものですから、期待される模範的な看護職像をチームやグループの中で議

論させ、共通認識を持たせて、模範的事実を体験させるようにします。

③　部下の心の欲求を理解しよう。

毎日、同じ仕事の繰り返しで、"ストレスのある仕事は、私たち若い看護職におしつけて、あのベテランの看護職は、身体を動かさないで、何をしているの。入浴介助なんてみな平等にやるべきよ……。""賃金だって私たちより高いのだから、ちゃんとやってよ。""こんなに私たちスタッフが忙しくしているのに、主任になると手伝ってくれない。……偉いのだからしようがないわ……。"など、看護職同士、また、上司に対する不満の声が聞こえてきます。

これら、不満への説得や対応策は、まず、相手の気持ちを把握することに始まります。したがって、相手に対して共感できるよき聴き手であることが最も大切です。師長、主任は積極的傾聴法を身につけなければなりません。

積極的傾聴法とは、相手の言うことを、相手の立場に立ち理解しようとする聴き方です。その留意点を挙げれば、次のとおりです。

①　聴く（聞く）姿勢で臨む（共通的理解）

相手が言っている言葉には、その言っている言葉の内容よりも、その深層の気持ちのほうが話し手にとっては、はるかに重要なことがたくさんあるのです。聴き手は、相手の言葉だけではなく、声の抑揚、息づかい、表情の変化、姿勢、手や目の動きなど、言葉以外の表情など、ささいなことも見落とさない感受性を身につけなければなりません。

② 部下が話し終えるまで聞く（発言を妨げない）
③ 批判的、批評的態度をとらない（良い悪いを言わない）
④ 否定的な言い方をしない（"ダメ"発言はダメ）
⑤ 共通の地盤に立つ（一緒に考える）
⑥ 感情的にならない（言い争いをしない）
⑦ 早合点をしない（十分に時間をかける）
⑧ あら探しや揚げ足取りをしない（部下が嫌がることをネチネチ聴かないし、また言わない）
⑨ 本筋を外さない（話すときは焦点をはっきりさせる）
⑩ 気楽に自然に話す（格式張らない、威圧をしない）
⑪ 気兼ねなく尋ねさせる（質問には快く応じる）
⑫ 努力は認めてやる（良いところはほめる）
⑬ 励ます、労をねぎらう（思いやり、気配り）

2 考えてください

(1) 部下観察のポイント

忙しくて、ほんの少しの時間も職場を離れることができないとか、部下の悩みや仕事の相談にのってあげられないということは、師長、主任として名誉なことだと思いますか。

また、師長、主任がいないと仕事がうまく運ばないとい

うことは、その科を統括する上司が優秀だからと考えますか。とても暇がない、今日も残業、明日も残業、毎日毎日どろどろとした残業を続けている部下。

　あなたは上司として、彼女を優秀な信頼のおける部下と評価しますか。そういう彼女に、これからも病院経営を託す大きな仕事や新しい仕事を任せたいと思いますか。何をやっているのか、なぜ、そんなに残業をしなければならないのか、彼女は事務処理能力がないのか、それとも仕事の量が多すぎるのか。そうだったらそうといってくれれば良いのに……改善提案の1つでも出してほしいと、あなたは、上司として自分の仕事の与え方や部下の能力や資質に疑問を持つはずです。

　そしてすぐに手立てを考えるでしょう。師長や主任になる人は当然に問題意識を持ち、問題解決能力のある人たちであるからです。

　部下の中には、自分でやらなければ、何事も成就しない、と考えている人もいますが、この言葉について、あなたは、どう思いますか。また、そばから手を添えてやらなくても、優秀な力を持った人がいます。

　師長、主任になるような人は、自らの力で、はい上がってくるファイトにあふれる人がなるべきで、そんな人が出てくるまで自然体で待てば良いと考えますか…答は否です。病院が主体的に期待し要求する職能像を明確にして計画的、意図的に人材育成に取り組まなければ、自院のニーズにマッチした人材はいつまでたっても育たないことは明らかで

す。

　自院の期待像を踏まえて、かつ患者に喜ばれる、より良い看護サービスを目指して、部下である看護職は日々努力をしていますが、その努力の効果が現れないなどの状況が重なると、次第に精神的な動揺が出てきます。そしてついには感情的になり冷静さを欠いた行動をとるようになります。このような行動を欲求不満行動といいますが、その兆候には次のようなものがあります。

① いいわけが多く聞かれようになる
　・他人に責任を転嫁する。
　・自分自身を責めず、原因になった付随的な事項をいろいろと言う。
　・負け惜しみを言う。
　・できない理由を並べたて、実際の場面に遭遇してもやろうとしない。

② 避難行動が現れる
　・欠勤する。口をきかない。仲間とのつき合いが悪くなる。
　・胃痛、頭痛など病気の症状が出てくる。

③ 攻撃的行動が現れる
　・呼んでも返事をしなかったり、近づきにくい態度を示す。いつも感情的である。頼まれたことしかやらない。困ったことがあっても援助を求めない。反抗的な発言をしたり、八つ当たりをするなどの兆候が現れる。

④　あきらめの表情が出る。
・ほめられてもけなされても無感動になる。

(2) 人間教育の必要性

　最近、能力開発とか、教育訓練という言葉が頻繁に出てきますが、その範囲はどこまでをさすのか、また、何を教育するのか、範囲が不明確です。それでは焦点がぼけてしまいます。

① 何を教育するのか

　人は仕事を通じて立派になっていきます。難しかった仕事や失敗をした仕事の経験を通じて、職務遂行能力が伸び、人間的にも成長していくわけです。苦しみや悩みをいかにクリアするかが大切で、また、目標を達成したときの喜びを通じて次の大きな飛躍に結びつくのです。

　看護業務にたずさわる者は、他産業に比べて人間看護の視点が特に重要といわれています。私たちは心のケアにどの程度の関心を持ち、人材育成を行ってきたでしょうか。看護専門技術者として常に時代の先端を行く技術、技能を駆使した心のある温かい看護サービスを提供することは当然の責務です。

　某病院長曰く、「わが病院では、職員の患者に対する言葉づかい、マナーについては職業人としてのマインド研修を徹底している……」「おじいちゃん、おばあちゃん、そんなことをしてはいけないでしょ……、などの赤ちゃん言葉は私たちの病院では使ってはいけない。人の尊厳を傷つ

ける言葉であるから……。現役のときは立派な経歴者であったかもしれない。上から患者を見下すようなことはやめよう、一人の成人患者として対応を図るようにしよう、と」

「そうだからといって、無理に患者にへつらうことはない。患者を『様』づけで呼ぶ病院もあるが、形より心や実際の態度が大切である。形をつくってもその中身がなければ何にもならない。例えば入院患者にとって耳ざわりなのは、夜間、廊下を歩く靴、スリッパの音、携帯電話など。音をたてないように職員や各患者さんたちに徹底するなどの細心の配慮のほうがとても大切であると思う」と述べています。

以上のように、何でもない身近な心のケアがとても大切なのではないかと思います。

病院では、技術、技能教育には熱心ではあるものの、社会人としての常識や組織人としてのマインドなどの人間教育は希薄のところが多いような気がします。特に最近の若い看護職は、自分の価値観や考え方を患者さんに押しつけたり、ケアの結果を早急に求めすぎるので患者とのトラブルもあるのです。人それぞれ、病気もそれぞれであり、看護に従事する者は、いつも心の広い余裕が大切と思います。

こうしたことは「人間力」の鍛錬ともいうべきものですが、そのために必要な知識の修得や基礎学習は今後とも大切です。この心の鍛錬を主軸にしてこそ看護の喜びを理解

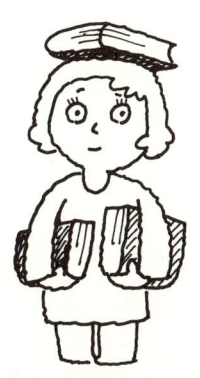

部下を納得させるだけの学問が必要

することができるのではないかと思います。

　患者の社会的役割（年齢に応じた家庭および職場での立場）を理解し、かつ患者の人権を意識したかかわりができるようになれば、もう人間的にも成長した一人前の看護職といえるでしょう。すなわち一人前の看護職ともなれば、しっかりとした看護観を有していますが、それは、一つひとつの看護体験を通じて、私たちの看護はこれでよかったか…、よかったとすればそれは何か、よくなかったとすればそれは何か…、なぜ、それがよくて、それがよくないのか…、意識して、ていねいに振り返る姿勢が大切です。それを怠ると、単なる業務職になってしまいます。

　看護（ナーシング）と看護業務の違いは次のように解せましょう。看護という言葉には、いつくしみ、いたわり、愛情に裏付けられた、他人に対する極めて人間的な行動という意味があります。また、看護業務は正確に、適切に、迅速に、安全に、効率よく実施しなければならない任務が

あります。

単なる看護業務では心が抜けているということです。

② 若者の特性をいかに生かすか

若者は、年配者の経験主義的な指導に強い反発と不満を持ちます。若者には過去の経験がないからです。「私たちの時代はこうだった」「昔からこうやってきた」は禁句です。過去を持たないから野性味があり、若者にはバイタリティーがあるのです。

第2に、若者は理論的な納得を大切にするので、彼女たちを納得させるだけの学問（理論的背景）と説得力を持たなければなりません。仕事自体、毎日、厳しくムリなものでもやってもらわなければならないものが多いのが普通ですので、特に、その仕事の意義については、十分な説明と納得が必要です。

第3には、若者は人間的に優れている人に尊敬の念を持つということです。幅広い見識とインテリジェンス（英知）にあふれる師長、主任に魅力を感じるのです。

第4には、いつも自分の能力を公平客観的に評価してほしいと望んでいます。往々にして自分が一番優れていると思いがちですから、よい点はホメて、ホメて、悪い点は叱って、叱って、ホメるなど、彼女の欠点も率直に指摘することが必要です。

第5に、部下の指導とは、医療人としてはむろんのこと、社会人としても人間形成上の教育指導をしっかりと行う覚悟が必要です。

いずれにしても、人を動かすのは、若者、年配者に限らず、人の心を持ってあたらなければならないし、師長、主任の部下育成に対する情熱とエネルギーの発揮があって、初めて部下は上司であるあなたについてくるのです。誠意と情熱、心の若さが必要であり、相手に心からホレなきゃいけない…、部下との恋愛関係をつくることが、若者を使う極意ではないでしょうか。

③ 看護業務の実践的能力の育成

次に期待される"あるべき看護職像"のチェックポイントを整理してみました。

このチェックポイントは職務調査手法により、習熟要件、修得要件をベースにして、○○が、○○のレベルで、できる、また○○が分かっている、○○の知識を持っている、の形で整理してみました。一人前の看護職は、状況を把握する目を持っていなければならないとよくいわれます。その場が見えないといけない、それは、患者の行動、表情、話し合う声のレベル、姿勢、体の緊張感を素早く感じ取り、また、スタッフの感情などに気づく繊細さが必要というわけです。

今の状況を的確にとらえ、コミュニケーションを手段に、適切な指示や情報を伝え問題を解決していかなければなりません。急ぐべきか、時間をかけるべきか、他の患者やメンバーへの影響はどうか、上司のアドバイスを必要とするのか、メンバーの意見を必要とするのか、その場の反応を瞬時に想定する状況判断力が必要で、このような力がつけ

ば、もう一人立ちの看護師といえるでしょう。

> **期待される看護職像チェックリスト**
>
> ① あなたの部下は患者のニーズに応じた看護を実践していますか、その看護は計画的に実施し、評価し、状況に応じて修正を加えているでしょうか。
> ② 急変時の看護についても沈着、冷静な処置ができていると判断されますか（患者および家族への適切な対応、関係者への連絡、報告）。
> ③ 症状別の看護が適切にできますか（急性期、慢性期、リハビリ期、臨死期）。
> ④ 症状別看護についても安心して任せておくことができますか（症状の誘因、症状出現のメカニズム、随伴症状の理解と対応）。
> ⑤ 患者とのかかわりの中で、患者のニーズや反応を冷静に判断し対応ができていますか。
>   ・自信のある態度でしっかりとしたコミュニケーションを行っていますか。
>   ・そのコミュニケーションの方法は、そのときの状況や場面にマッチした最も効果的なやり方と評価できますか。患者の気持ちを考慮した対応でしたか。
> ⑥ 患者の生活指導については、しっかりとした態度で納得のゆくアドバイスを行うことができますか。患者の要望を共感的立場で理解し生活指導ができるでしょうか。
> ⑦ 医師への報告が正しくできているでしょうか。ポイントを押さえた的確な情報提供をしているでしょうか。

⑧ カンファレンスを進めることができるでしょうか。治療上および看護上の問題点を明確にし、課題の設定ができるでしょうか。また、意見が出しやすい雰囲気をうまくつくり、進行することができますか。

⑨ その他、日常業務は遺漏なく、遂行できるでしょうか。患者の転入・出の把握、受け持ちの設定、カンファレンスの計画、クラークへの予定の説明指示、管理日誌の記載など。

⑩ 組織の一員としての自覚を持ち、自己の役割を果たしているでしょうか。指示、命令、報告のルートをしっかりと把握した行動ができているでしょうか。師長、主任さん、あなたの部下の看護業務の習熟度、修得状況はどのレベルにあるのでしょうか。看護の喜びが分かるレベルに到達していますか。もし、まだ、まだというのでしたら、それはあなた自身に問題があるということなのです。

3 真面目だけでは勤まらない

(1) あなたのキャリアは…キャリアはなぜ必要か

今日を見て今日を戦い、そして今日を見て明日を戦う。これが、これからの期待される管理者像といわれます。

今日を戦うだけでは、病院の未来を描くことはできないからです。主任職については、場合によっては今日を戦う

戦士であっても許されるでしょう。しかし師長ともなればそうはいきません。どこが違うのか、少なくとも師長には、明日を見て戦う経営ビジョンと経営をプロモートするマネジメント能力の保有が期待されているのです。

　しかし日常マネジメントにおいては、いうまでもなく、今日の仕事を確実に遂行することが、まず先決です。仕事がいろいろとたて込んでいるときに、まずやらなければならない業務は、今日の問題の「緊急業務」です。応急手当を、素早く講じなければならないのです。

　火事は消さなければならない。だれかが、火事を見つけて"火事だ…"と叫ぶ。火事場はどこだ…、ホース、バケツ、水はどこだ…といつも役割分担を明確にしているのでしょうか。すでに火事が起きてしまったら火を消さなければならないし、そして緊急事態の収拾が一段落したとき、管理監督者の基本の仕事に戻って、自分の管理監督者としてのマネジメントのあり方を考えてみる必要があります。

　なぜ、こんな事態が生じたのか、再びこのような問題を起こさないためには、何を、どう見直し改善すればよいのか…。師長、主任の仕事の基本は、職場の状況を冷静に把握分析することからスタートします。一人の部下の情報だけをうのみにせずに、複数の部下から情報を聴取すること、また、現場に下りて自分の眼でランダムに確認情報を取り、問題点を把握し、問題解決の糸口を見つけることが大切です。

　特に管理監督者として注意しなければならないのは、仕

事が順調にいっているときの仕事の対処の仕方です。

部下から「特に問題ありません」の報告には、多くの問題を含んでいることがあります。ミスもマンネリ化すると問題点ではなくなってしまう場合が多々あるのです。

先の火事が起きたとき、上も下も皆、同じように"火事だ、火事だ"と叫んでいるだけでは大変です。水を、ホース、バケツを…と各人がそれぞれ役割を分担して、テキパキと変化に対応することが必要です。

師長、主任ともなれば、少なくとも現状を見てそして、将来を見ての的確な判断と部下の能力（資格等級）に見合った指示命令が必要なのです。

師長さん、主任さん、あなたの現職経験は何年ですか。師長、主任になったのは同一部署からの昇進ですか。もし同一部署からの昇進でしたら、マンネリに十分注意する必要がありますよ。なぜならば、自部門の仕事はよく知りつくしているつもりでいるからです。

まあ、こんなものだ。この仕事はこんなやり方をすればよいなどと、過去の事例や経験で考えたり対応しようとするクセが身についているからです。

師長、主任に就任したのを機会に、仕事の進め方を総点検してみることが大切です。各人の担当業務の流れやネックになっている問題点は何か、質量の関係、仕事のレベル、部下の能力（資格等級）と仕事とのアンバランスなど、職場全体のレベルアップにも留意する必要があります。

特定の作業が一時的に集中したり、「手待ち」時間が生

じたりしていることはないでしょうか。常に職場を新鮮な目で見つめ、問題解決を図ることなど、これが師長、主任の最も重要な責務です。同一部署に長く在籍していると、ナレの落とし穴にどっぷりとつかってしまい、固定的な物の見方しかできなくなってしまいます。これが問題なのです。師長、主任ともなれば、常に現状否定の目を持ち、時代変化に対応する気構えが必要なのです。

(2) ツボを得たマネジメント

問診をし、脈をとり、聴診器をあて、あるいは、検査システムに従って、どこに問題があるかを探る。現状把握、原因究明、どうすればよいか。正しい診断を下して的を絞った処置をする。これが、できる名医（師長、主任）のやり方です。

職場の状況を把握し、問題点を整理していくプロセスでは、緊急度、実行の可能性、重要度、経済性等を加味して判断を下しアクションを起こします。

仕事の流れのどことどこをチェックし、流れのどこを押さえたらよいのか。"日常の師長、主任業務のチェックリスト表"等を作成しておくことは、管理監督者として"ツボを心得えた"対応といえるでしょう。しかし、これらのチェックリストの作成は、あくまでも、ある目的遂行のための手段であり、プロセスに過ぎないのです。当面処理しなければならない業務や、作業の円滑な推進がないがしろにされては、本末転倒であることをよく理解しておかなけ

ればなりません。

　師長、主任として対応しなければならないマネジメントの概要（管理行動）を、次に参考までに掲示しておきました（図表14、15参照）。

(3) チームワークの向上

　病院医療従事者の一人ひとりの専門性は、チームワークプレーによって発揮されます。そのチームワークが良いとか、悪いというのは、いったいどのような状態をいうのでしょうか。チームの要にいる師長、主任にとって"チームワークの向上"は重要な役割業務の一つです。

　チームワークの原点は、相手に対して思いやりの心を持つことだと考えますが、皆さんはどう考えますか。

　相手のことを思いやるということは、自分に力がないと相手のことを考える余裕がないということです。知識や技術、技能など、また、精神的にも経済的にも、しっかりと、自覚するものを持っていないと心のゆとりは生まれません。まして何にもない状態では、相手の気持ちを思いやる心の余裕などは生じないのではないでしょうか。

　現場の医療行為はドクターをリーダーにして、看護、コ・メディカルの各技術者が各々の専門性を発揮し、チーム看護医療に取り組んでいます。各分野の専門家が技術、技能を駆使し、また、その力を総結集してこそ、最高の治療と医療サービスを提供することができるのです。"いざ、本番"に備えて、師長、主任は、いつも部下を統括、育成

図表14　部下管理の行動

分類	行動項目	内容
人事管理 職員（労働力）に対する把握と人材活用 ↑ 合理性 客観性 公平性 マインド	①能力の把握評価	○成績や行動の事実に基づいて分析的に把握 ○等級基準に対しての充足度を評価する
	②能力の活用	○能力の習熟度、修得度の成長に応じての的確な職務変更・配置異動等職務拡大
	③能力の啓発向上	○必要点を把握し、効率的な計画・方法で指導・教育 ○業績や行動の変化を確認し、さらなる能力開発
人間関係管理 一人ひとりの意思を尊重した、しなやかなH・R関係 ↑ 人間尊重の個別管理（温かさ）	④職場規律の維持	○規律・ルールの周知徹底と職能マインドの醸成 ○評価は基準主義に徹す ○非（違反・行動改善）はその原因を究明し、自らが行動改善行動をとる。
	⑤能力や業績の処遇	○基準に基づいて厳正・公正な評定（賃金・昇格・昇進）
	①欲求や感情の考慮	○意見調査・態度調査・目標面接（希望・意見等の把握） ○自己申告・公募制度（自己評価・チャレンジ・個の尊重の人事管理） ○職場内レクリエーション・コミュニケーション（こまめな関連情報伝達） ○ペアやグループづくり（柔軟な仕事体制） ○リーダーシップ発揮（一人ひとりが主役）
	②自主性、創造性発揮の場づくり、条件づくり	○提案制度（情報や問題・課題の伝達）創造、提案への働きかけ ○目標面接の実施 ○グループ活動
労使関係管理 良好な常識ある労使関係の醸成 ↑ 共働体制	③人生設計（アセスメント）への援助	○財形援助その他の福利厚生制度（カフェテリアプラン制度）の活用 ○能力開発（将来必要とされる職務・役職に備えて必要な能力を拡大・伸長する）
	①労働法・労働協約・就業規則の順守 ②厳正な義務の遂行と公正な権利の行使との実践を指導 ③望ましい職業人・社会人・専門家の育成	

出所：「管理行動と労務対策」土井正己執筆、労働経済専門家会議、昭和55年10月発行を参考に筆者が全面的に内容を見直し現ニーズに置きかえたもの

図表15　管理行動の内容

〈管理行動のパターン〉

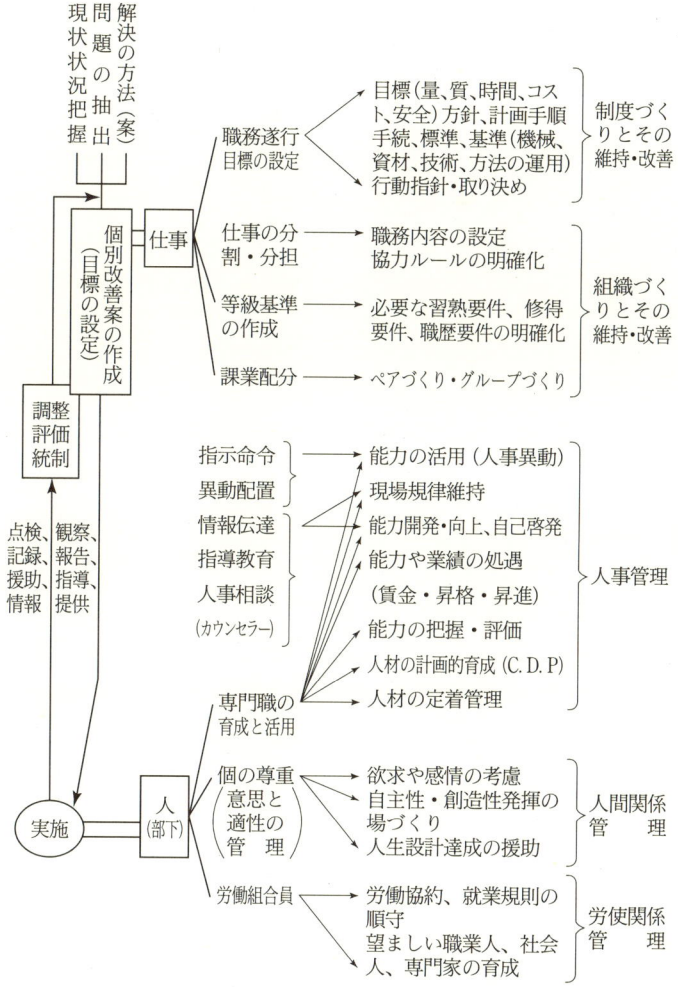

現状状況把握 → 問題の抽出 → 解決の方法（案） → 個別改善案の作成（目標の設定）

調整・評価・統制

点検、記録、報告、援助、指導、情報提供

実施

仕事
- 職務遂行目標の設定 → 目標（量、質、時間、コスト、安全）方針、計画手順・手続、標準、基準（機械、資材、技術、方法の運用）行動指針・取り決め 〕制度づくりとその維持・改善
- 仕事の分割・分担 → 職務内容の設定／協力ルールの明確化
- 等級基準の作成 → 必要な習熟要件、修得要件、職歴要件の明確化 〕組織づくりとその維持・改善
- 課業配分 → ペアづくり・グループづくり

人（部下）
- 専門職の育成と活用
  - 指示命令
  - 異動配置
  - 情報伝達
  - 指導教育
  - 人事相談（カウンセラー）
  → 能力の活用（人事異動）／現場規律維持／能力開発・向上、自己啓発／能力や業績の処遇（賃金・昇格・昇進）／能力の把握・評価／人材の計画的育成（C.D.P）／人材の定着管理 〕人事管理
- 個の尊重／意思と適性の管理 → 欲求や感情の考慮／自主性・創造性発揮の場づくり／人生設計達成の援助 〕人間関係管理
- 労働組合員 → 労働協約、就業規則の順守／望ましい職業人、社会人、専門家の育成 〕労使関係管理

出所：「管理行動と労務対策」土井正己執筆、労働経済専門家会議、昭和55年10月発行を参考に筆者が全面的に内容を見直し現ニーズに置きかえたもの

第4章　看護職の人づくり

し、チームワークの維持と向上に努めなければなりません。

良好なチームワークのとれている組織には、次のような兆候が見られます。師長、主任さん、あなたが所轄する組織は、生き生きと活力にあふれていますか、一度チェックをしてみてください。部下のささいな行動、現象にも見落とさない細心の洞察力が大切なのです。

- スタッフ間の信頼感は大変良く、ナース間の業務引継も細かい点まで落ちがなく、伝達、報告、連絡が行き届いている。
- 活性化している職場では、スタッフ間の援助や協力関係も良好である。
- 当然に各スタッフのチームへの帰属意識は大変良く、また、各スタッフ間のコミュニケーションは活発である。
- リーダー(師長、主任)とスタッフ間の信頼関係は良好で、陰で、各スタッフがリーダーの悪口を言ったり、またリーダーの批判を聞いたりすることは、ほとんどない。
- スタッフ各人の労働・学習意欲は高く、自ら進んで看護研究等に積極的に参加している。
- チーム活動の統制も自律的に行われている。
- チーム状態の理解度について、各スタッフは大変よく理解している。
- チーム内のトラブルの処理は、すべて自律的に行われている。

等々。

(4) 一歩前への自覚と行動

　管理監督者(師長、主任)として必要なマインドは、常に前への姿勢です。すなわち管理者(師長)ともなれば、少なくとも目先だけの仕事に追われていてはいけないし、また、それだけでは職責を十分に果たしていることにはならないのです。

　師長、主任ともなれば、前向きな気持ちを忘れずに、まず"できない理由よりやれる理由"を考える人たちです。"未来を今に"の熱い仕事への情熱を持った人たちですが、しかし、単なるガッツだけでは勤まりません。

　日常業務推進のための基本的な修得能力、および習熟能力はマスターしておかなければ話にならないのです。これらの基本的な能力は、看護職として習熟していなければならない代表課業(メイン課業)の遂行により身についていきます。実際にやっておかないと、管理監督職として登用されたときにリーダーシップを発揮することができません。

　大きな夢と上昇志向を持つ人たちは、一つひとつメイン課業をクリアし、経験を積み重ねて次のメイン課業の修得、習熟へと職務拡大を図っていきます。限られたメイン課業しか遂行できな師長、主任さんは、専門バカタイプといわれてもいたし方ないでしょう。

　多くの仕事を経験し、修得、習熟した師長、主任さんの職務遂行能力と、そうでない人の能力の幅は明らかに違う

第4章　看護職の人づくり

からです。

　物の見方、考え方において多角的なマクロの発想ができる人、ミクロ的な考え方しかできない人の違いは、この育成進路による違いによるものが大といえます。キャリアパスや職務拡大のチャンスには、自ら進んで手を挙げなければならない理由がここにあるのです。

　また、管理監督者として成功するか否かは日常のちょっとした職務遂行に対する心がけにもよります。だれでもやっていることですが、日常業務遂行時に気がついた問題点（課題）や改善事項は、思いついたそのつどこまめにメモをしておいたり、その問題解決の対応策やちょっとしたアイデアは忘れないうちにメモをしておきます。

　そして、そのアイデアをもとに実行可能な案を考えます。意識してこれらの作業を繰り返すことにより創造性は豊かになり、また、書くことにより頭が整理され、いろいろと実行案が見えてきます。この諸案の中から消去法により、緊急性、重要性、実現性、経済性等の諸観点から順位づけを行い、ウエイトの高いターゲットを抽出し、実務展開を行います。

　すなわち、日常の地味な積み重ねや努力により、能力は磨かれ、光り輝き実力も身につくのです。

　人の上に立つ師長、主任さんは、意識してこれらの努力を継続し、いつ、いかなる場合においても、部下より優秀であるという証明書を取得しておきたいものです。そのためには、今日から、いますぐに一歩前進の行動を起こしま

しょう。

4 OJTを成功させるには

(1) やってみて、言って聞かせて

　人づくりは花づくりに似ているとよくいわれます。1年を思う者は花を育てよ、10年を思う者は幹を育てよ、100年を思う者は人を育てよ。というように、人を育てることは大変な忍耐と努力が必要なのです。花は育てる人の愛情にたいそう素直です。細やかな愛情を注いでやれば、それにふさわしい美しい花を咲かせてくれます。どんな花を育てるにも剪定、施肥、除虫とかなりの手間がかかります。企業や病院における人材育成においても同じようなことがいえるのではないでしょうか。人材を育てるためには、手間をかけなければならないということです。

　上長として部下を信じて仕事を任せ部下の隠れた能力を見つけ出す。やらせてみなければ、能力は分からない、やらせもしないで、できない、などとはいわないでください。やらせてみせて、やってみせ、仕事のやり方を教えてみせる……などチャンスは平等に与えてこそ、能力が分かるのです。

　上司として知らなければならない、日常業務を通じての部下指導（OJT）の基本と、その進め方についてそのポイントを次に解説することにしましょう。

(2) OJTを成功させる管理監督者の気概

日常業務を通じての部下指導のスタートにおいて、まず大切な留意点は

① 師長、主任として人の上に立つマインド（ロマンやチャレンジの姿勢）を持つこと。
② 管理監督者（師長、主任）自らが、権威、権力主義を慎み、今、何ができるか、何をしているかの実力主義の気風をつくること。また、自らが態度で示すこと。
③ 部下への職務配分は一方的に与えないこと。できる上司はまず部下に"あなたは、何をやりたいか……"と聞く。上から仕事を与えるとノルマとなるから皆やりたくない。部下との話し合いでは、仕事の範囲と達成すべき目標を明確にしておくこと。
④ 看護必要情報はタイミングを逸することなく適時適切にスタッフに提供しておく。
⑤ 職場に信頼感を生み出すことができるか否かは、師長、主任次第。"明るく振る舞えば人はついてくる"。

等々です。

それでは、部下指導の心構えができたところで、教育の原点であるOJTのステップとその進め方について考えてみることにします。

OJTでいつも問題になるのは、やらなければならないことは分かっているが、忙しくて手が回らない…と師長、主任の決まった答が返ってきます。"やれなかった、やら

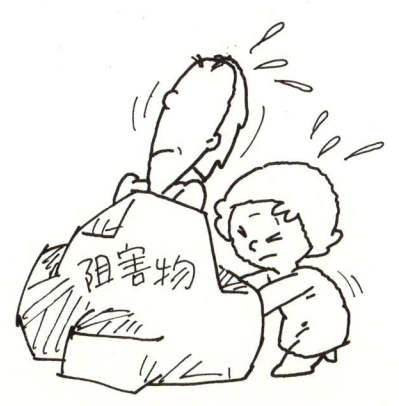

上司と部下の二人三脚

なかった、どちらでしょう。"また、どうやろうか考えてばかりいてもだめ。

　教育は自らその必要性を感じ、自ら勉強をしたいとチャンスを求めている部下（スタッフ）に対して、仕事を通じて職務遂行能力の向上を期待して行われる実践的な教育です。

　実践的な教育とは、目の前にある仕事を即遂行できるようにする教育であり、善きにつけ、悪しきにつけ、過去の経験、実例を盛り込んだ伝承とレベルアップを目的にしています。

　したがって、OJT 教育を成功させるためには、まず管理監督者である師長、主任は、①対象者を適切に選択します。②部下（スタッフ）の育成ニーズを明確に把握します。③育成の目的を明確にし、いつまでに、どのようなレベルにまで育成するのか、その育成計画と手段、方法を明らか

にして、いよいよ上司と部下の二人三脚がスタートします。

A　部下（スタッフ）の成長性の発見

- チャレンジ課題やチャレンジ業務を与える
- マン・ツー・マン指導や部下との接触や話し合いの場を通じて部下の適性や才能（長所）を把握する。
- 自己申告や課業（仕事）別遂行度による自己評価を通じて部下の欲求や希望を把握する。
- 執務態度や適性検査により部下の才能（長所）を把握する。

B　部下（スタッフ）の能力向上への支援

- 小集団活動や職場会議へ参加させたり、リーダーの役割を与える
- いって聞かせて、やってみせ（範を示す）、やらせてみせて、良くできた場合にはホメテやる（未知の分野の職務拡大）
- 意図的に自己啓発を必要とする仕事を与える
- 業務改善のテーマを与える
- 可能な限り部下に自由裁量のチャンスを与えてやらせてみる。場を与えることによって能力は分かる。やらせもしないで、できないなどといってはならない
- 上司は部下への期待像を明確にして、後は、部下を信頼して任せるが、職務遂行状況のフォローはしっかりと行う

以上、部下（スタッフ）の能力向上へのアドバイザーである管理監督者（師長、主任）は、いつでも部下を温かく

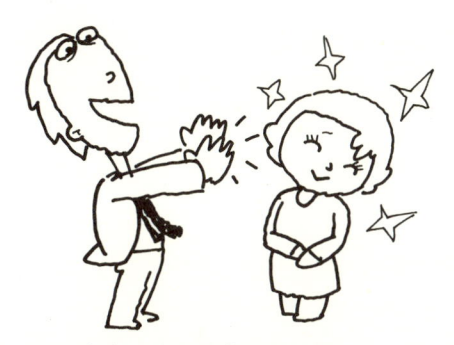

良くできた場合にはほめる

見守り部下を励ませる人でありたいですね。また、働く意味を見つけられ、スタッフにもその意味を教えられる人でありたい。そのためには、自らを磨き、いついかなる場合でも、管理監督者は優秀でなければならないということです。

管理監督者は部下育成の核であり、本当に部下を育てる意欲があるのか、ないのか、まず自己確認が必要です。管理監督者として部下育成という最大の役割を果たし、自らの生きがい、働きがいを創造するマインドがあるか否かを冷静に確認してみる必要があります。一連の要件を満たしていれば、管理監督者としての資質ありということになりましょう。

(3) OJTによる基本的ステップ

あなたの部下（スタッフ）は自己の職務内容を的確に把握していますか。各自の分担業務について「何をどうする」というように明確に把握しているでしょうか。

第1に、何をどうするという期待目標を具体化することが、上司の責任、部下の責任であり、このステップがあって、初めてOJTはスタートするのです。

　第2に、部下（スタッフ）各人が、その分担業務を行うためには、どれだけの能力を習得しているのか、どの能力が不足しているのかを的確に把握し、その能力ギャップを埋める具体的な手段、方法を明確にし、そのギャップ解消に向けて頑張らなければなりません。

　その職位、担当職務に必要な習熟要件（何が、どのレベルで、できなければならないのか）、修得要件（そのレベルで、できるためには、何を知らなければならないのか。どんな勉強や自己啓発をしなければならないのか）、その他について、それぞれ努力しなければならない習熟、修得の内容とどこまでやるかのレベルを能力開発カード（等級基準書＝能力明細書を利用する）に明示して取り組むことが大切です。

　第3に留意しなければならない点は、業務達成目標の明確化です。

　看護職種における日常課業は、患者の日常生活の援助（入退院時の対応、観察、身体の清潔援助、食事の援助、排泄の援助、移動動作の援助etc）等の繰り返しの定型課業の他に、看護方法やその手段等の反省を踏まえての業務改善、行動改善が必ずあるはずです。それらの課題業務を含めて、今期あるいは今年は何に重点を置いて取り組まねばならないのか、業務目標達成のために自己啓発をしなけ

ればならない目標を部下各人に考えさせ設定させます。当目標は能力開発カードに明記させます。

　前記のカードは部下各人より上司（師長、主任）に提出され、いよいよOJTの実践が始まります（図表16、17参照）。部下各人は、カードに記載した具体的な目標を達成するために、上司や先輩のアドバイスや援助を前向きに受け入れ、あるいは、各種の研修会、学会等へ出席し自己啓発に努め能力アップを図ることが必要です。

　一方、上司は、その時、その所、その人の状況を見ながら適宜適切な助言、協力、指導、指示、命令を行い、目標達成の責任を共有します。

　最後に目標達成状況と能力成長の成果の確認を行い、反省点、改善点を踏まえて次年度の新しいOJTの目標づくりを行うことになります。このOJTの実施により部下も上司も目標を意識して努力し、その努力が部下と上司を成長させる糧となるのです。

　以上の目標設定によるOJTの基本的ステップは、次の業務目標の達成ならびに能力成長の確認の5段階のステップに整理することができます。上司および部下は、それぞれの立場において果たさなければならない役割や責任を再確認しておくことが必要です。

(4) 能力開発の具体的なポイント

　上司である師長、主任は部下（スタッフ）に対し、看護部門の方針に沿って果たすべき役割をはっきりとさせ、方

figure16 OJT

	摘要	上司が行うこと
目標によるOJT指導のプロセス	<第1ステップ> 職務内容の把握	①経営目標達成のために自分の部門が果たす役割を確認する。 ・業務目標の把握 ・職務配分表の作成
	<第2ステップ> 職務分担書の作成(連名課業一覧表の作成)	②等級基準の作成指導を行う。 ・個別指導の実施 ・職能要件の確認と指導
	<第3ステップ> 目標カードの作成	③目標カードの作成指導を行う。 ・部門の目標を設定し、部下に具体的に明示 ・目標カードの検討
	<第4ステップ> 目標達成への動機づけ	④OJTの実施指導を行う。 ・上司、先輩としてのアドバイス、援助 ・業務目標進捗状況の把握
	<第5ステップ> 結果の分析、評価と次期目標への結びづけ	⑤本人へのフィードバックと成果の評価を行う。 ・人事考課の資料としての利用 ・新しい指導方針の策定

実践の流れ

部下が行うこと	備考
①各自の分担する仕事を的確に把握する。 ・自己診断表の作成 （仕事の把握と仕事への抱負、反省）	職務内容は具体的に「何を、どうする」というように箇条書きで表し、量、質、時間、頻度などを考慮して具体的に表す。
②等級基準により自己診断を行う。 ・実務能力を自己診断（自己の長所、弱点の確認） ・自己啓発目標の設定	その職位、職務遂行に必要な習熟要件、修得要件、および態度について、それぞれの必要程度や水準を表す。
③目標カードの作成と上司との話し合いを行う。 ・各自の目標、課題の設定 ・目標、課題の達成の具体的手段 ・実施スケジュールの検討	目標の設定は、病院の業務目標達成のための目標と、この業務目標達成のために、各自が自己啓発しなければならない二面から目標を設定する。
④業務目標達成とそのための自己啓発を行う。 ・各種の講習会、勉強会への参加 ・自己学習	上司は部下へのアドバイスと援助を行うが、この場合、経営目標や方針をブレイクダウンしてやることが非常に大切である。
⑤次年度への新しいOJTの目標づくりを行う。 ・成果の確認 ・今後の取り組みを検討	目標の達成状況について上司と部下の話し合いを行い、能力はどの程度伸びたか、相互に評価し、次年度に向けての反省、検討をする。

図表17　新しいマネジメント・スタイルの確立

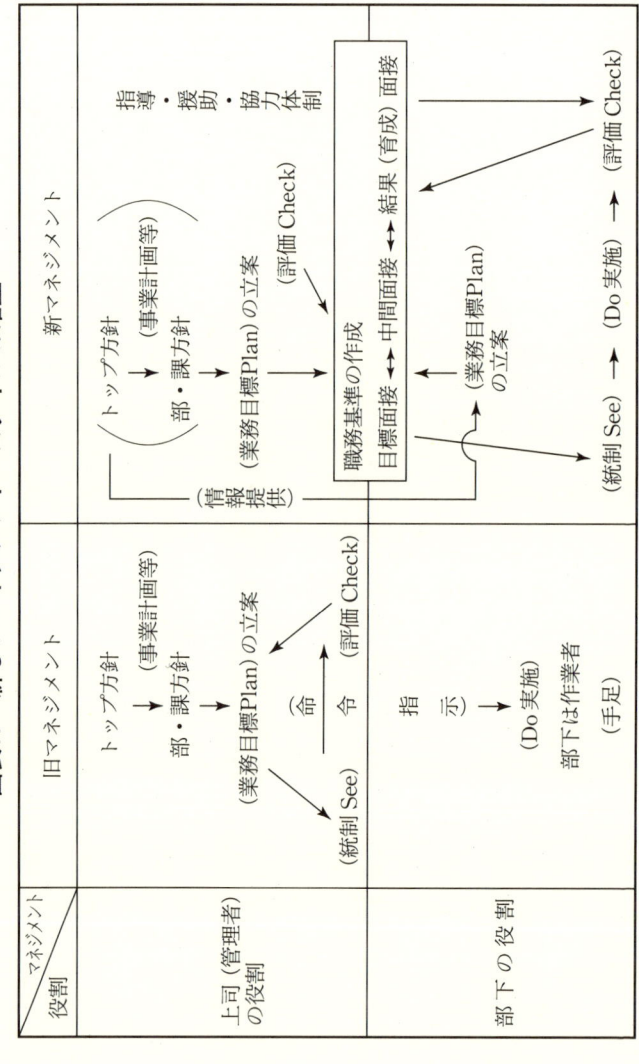

マネジメント 役割	旧マネジメント	新マネジメント
上司(管理者) の役割	トップ方針 ↓(事業計画等) 部・課方針 ↓ (業務目標Planの立案) 　　　↑(評価 Check) 命令 ↑ (統制 See)	指導・援助・協力体制 トップ方針 （事業計画等） 部・課方針 ↓ (業務目標Planの立案) 　　　(評価 Check) 職務基準の作成 目標面接 ←→ 中間面接 ←→ 結果(育成)面接 ↑ (業務目標Planの立案) (情報提供) (統制 See) → (Do 実施) → (評価 Check)
部下の役割	指示 ↓ (Do 実施) 部下は作業者 (手足)	

針をかみくだいて具体的に何をどうするかの実行項目、内容を示します。

その際、業務目標によりチーム目標、共同（ペア）目標、個人目標に分け、さらに各目標達成への力配分を目標の重要度、緊急度、経済性、実行の可能性等からウエイトづけを行います。そのウエイトづけは各人担当業務目標全体の中で、計100％になるように重点目標の順に並べます。

次に自己啓発目標や行動（情意）改善目標は、業務目標を達成するために、各人の能力面、仕事への取り組み姿勢等の行動面で、どこがウイークポイントになっているのか、そこをどうやって補強していくのかを上司と部下で徹底的に話し合います。

能力明細書（等級基準書）で確認した自己の弱み、強み、これからさらに伸ばしていきたい自己啓発課題を明らかにしたとき、部下各人は成長の可能性を認識する（gold in the mine）を持つはずです。上司のきめ細かいアドバイス、援助、指導、および能力開発スケジュールについて、次により上司と部下による徹底した話し合いをしっかりと行ってください。

① 部下各人の目標を集約すると担当する看護グループが取り組む目標の責任が完遂されるかどうか。

② 部下各人の分担目標は相互に調和（難易度、重点目標 etc のバランス）がとれているかどうか。

③ 各人の目標のレベルや量は看護の質の向上および患者の満足度、または本人の能力開発面から見て評価に

価するか。

④ 各人の目標は"何を、どうする"の達成基準が明確であり、目標を達成する手段や方法も具体化されているか。

⑤ 各人の目標の重要度順位は能力レベル（職能資格）から見て適当であるか。

⑥ 特定の目標に必要以上のウエイトを置いたため、全体的な調和が崩れるようなことはないだろうか。

⑦ 部下の間で協力して達成すべき目標は、チーム目標、ペア目標などの共同でやる目標という形で組み込まれているだろうか。

⑧ 他部門と共同目標とすべきもの、あるいは援助、協力を必要とする目標は明確にして、各スタッフに周知しているだろうか。

⑨ 看護職として守るべき倫理基準についても師長、主任として範を示し、気づいたら、その時、物の道理をよく説明し理解させ、行動変容をさせているか（職員間、対患者との問題解決 etc)。

⑩ より一層の能力開発に向けて、上司と部下の相互のチャレンジ、レスポンスを要所要所で意識して行い、また厳しいコミュニケーションを行っているか。

第5章

看護職の
タスクローテーションと
能力開発

1 人間基準人事のメリット・デメリット

　日本には、人事異動権はあるが解雇権はないといわれます。それはわが国は人が主人公であり、職務や職種が主人公ではないからです。採用時に人物を見て採用します。

　わが病院、わが社の家風にあった人かどうか、決められた遵守事項はきちんと守れるかどうか、チームワークをとれる人かどうか、与えた仕事は最後まできちんと責任を持って遂行してくれるだろうか……等々、一般企業においては、少なくとも規律性とか責任性、人物（人柄）等を面接時にしっかり確認して人を採用します。無論、能力は一定のレベル以上であることは必要条件です。さて病院では如何か……。病院は、資格を中心とした専門職の集団です。

　まず資格を持っているか否かは採用時の絶対条件であることはいうまでもないことですが。しかし病院職員の採用条件として規律性や責任性を守れるか、人物のウエイトは専門知識や技術、技能、経験（習熟）に比べてはるかに軽微です。

　最近大方の病院で、看護師の採用は資格さえ持っていれば、だれでも採用せざるを得ないというほど、人手不足です。それでは職務が主人公の職務中心の人事管理が適しているのか、それともヨーロッパ型の職種中心の人事管理がうまく適合するのかというと答えは、ノーと言わざるを得ないのです。アメリカやヨーロッパでは、職務主義人事、

職種主義人事ですから、仕事がなくなれば容易に解雇権を発動する世界です。しかし、わが国では、働く者に責がない限り解雇はできません。すなわち人間基準の世界であり、法律にいう雇用問題の定めのない採用で職員（社員）として、いったん採用すれば定年の日まで雇用を保障することになります。

職員は、長い終身雇用期間の中で安心して院内で経験を積み、能力を高め、キャリア形成を図ることができる人中心の人間基準人事なのです。

人が主人公のわが国の人事基準には、大きく2つの流れがあります。その1つは年功基準人事であり、もう1つは能力基準人事です。この2つの基準はいずれも人間基準人事に包含されますが、その考え方には180度の違いがあります。

年功基準は一般的に属性主義ともいわれる男、女、年齢など努力しても如何ともしがたいファクター（要求）を基準としています。この基準は等質、単一、画一基準とも別名で呼ばれていますが、しかしその反面、だれにも一目瞭然分かりやすいというメリットも持っています。

一方、能力基準は職務遂行能力を基準とする非属性主義です。すなわち一切の属性のファクターを排し、能力で処遇しますから、男も女もない、年齢も勤年も学歴も関係ないことになります。

本人の意思と能力と努力によって天に至る道が用意されています。能力主義はチャレンジし、努力する者にはチャ

ンスを与える制度です。しかし問題は能力とは何か、能力はつかみどころのない点で、これを明確化するのがなかなか厄介です。その手法は職務調査で課業一覧表、職能要件書を作成することからスタートします。この能力の明細書のことを職能資格等級制度または等級基準ともいいます。能力は、このように職能資格制度(等級基準)によって具体化され、実務的にも使用可能なツールとなります。

2 病院職員の人事異動の必要性

能力の有無は、職能資格等級(等級基準)に照らして評価されます。経験(勤年)がないから能力はないと決めつけることはできません。またそのような考えは能力主義、成果主義時代には通用しないのです。また、やらせもしないでできない、などと言ってはなりません。しかし年功主義人事の発想からすれば勤年(経験)は年功の重要なファクターであることは確かです。

現在、多くの病院では、この年功ファクターを後生大事にいまだ人事、賃金処遇の基準として使用しています。しかしこの年功基準は1960年〜1975年までの時代のものでもあるのです。

一般企業では現在はこの基準を捨てて、能力または成果基準に置きかえています。さて病院職員は一つの限定された職群(医師職、看護職、コ・メディカル職、事務職、労務職)の中でキャリア開発を行っています。看護職群の中

にも多くの職種があります。

内科病棟、外来病棟勤務の看護職、ICU、CCU、オペ室に勤務する看護職など多様です。一人前の看護職になるためには、多くの職種を経験する必要があります。多くの職種（類似した同一の知識や技能や経験を有するグルーピングしたもの）を経験してこそ師長職が勤まり、また看護部長として役割を遂行することができるようになるのです。

しかし各病院の実態はどうか、まことにお粗末な状況です。固定職種の経験での役職者であるために、強力なリーダーシップを発揮できないという問題です。また自分の経験からしても多くの職種を経験させ習熟させるべきとは思っていても、自分もそうであったように部下のわがままを容認してしまっていないでしょうか。それでは、人事異動をどのようにすればよいのか、その方策や手段を、次に考えてみましょう。

3 人事異動の形態

病院職員の人事異動は、原則として同一職群内の職種間異動です。しかし、医師職群、コ・メディカル職群、労務職群においては職務の幅がないため人事異動はなかなかやりにくいなど職務上の問題があります。現在、先進的な病院においては複線型人事制度を導入し、薬剤師や臨床検査技師でも事務長職務を遂行するなど職群間異動が散見されますが、これらのケースはまだまれです（図表20参照）。

その点、看護部門は職務の幅が広く人事異動で能力開発を進めることができます。

　人事異動の目的は、少数精鋭を基本とし、人的資源の有効活用と育成です。

　経験を積み、習熟したら未経験の仕事も担当してもらい、そして職務拡大を図り、キャリア形成を進めます。人事異動は原則として次により計画的、意図的に行うことが大切で、以下に能力開発に結びつく人事異動のあり方に視点を絞ってそのポイントを述べることにします。

(1) 人材の育成

① 能力開発を目的とした異動

　長期的な観点に立ち、看護師〈パート、アルバイト、嘱託を除く〉の能力開発のために、計画的にローテーション異動を実施します。ローテーションはだれでも平等に行うことを原則とします。一部署の在任期間はその時、その所、その人の状況にもよりますが最低6カ月は滞任させるようにします。あまり期間が短いと、知識や技能が身につかないなど諸問題点が残るからです。

② 後継者育成のための異動

　近い将来、空席を予想される職位の後継者に充てるために配置転換を行います。引継期間を配慮しての計画的な異動が必要で、できれば最低でも6カ月または1年間の教育、引継ぎを兼ねた余裕のある異動を実施するようにしたいものです。まだ前任者がいるのだから、前任者をメインに後

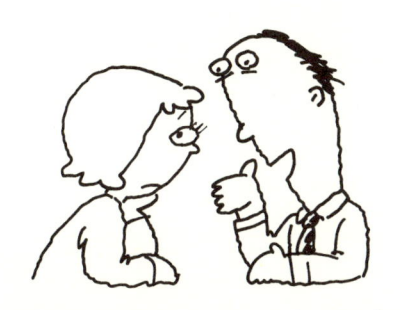

異動でヤル気を失わせるようではダメ

任者はサブ的な配置とするのが良いでしょう。

(2) 組織の活性化

① 適材適所配置のための異動

本人の適性や勤務成績等を評価し、円滑な業務運営等を促進するために適材適所の配置転換を行います。実務的に3期連続して人事考課が落ち込んでいたり、逆に優秀と考課された者を対象に人事異動候補者としてリストアップし、本当に不適格なのか、本当に優秀なのか、配属部署を変えてみます。真の能力を確認するために行う異動です。

優秀者は優秀者なりに配属部署が変わることによりさらに優秀ならば、職務拡大により能力の幅をさらに拡げていくことができます。一方、ダメな者とのレッテルをはられた者でも、部署が変わり上司が変われば開眼する者もいます。

② 志気高揚のための異動

職務に対する慣れが生じて、志気が上がらず沈滞ムード

図表18-1　部門別

部門： 看護部　　科・課名：共通課業　　　　　作成者：

業務	課業	課業内容	難易度				
			A	B	C	D	E
日常生活に対する援助	入退院時の対応	1. 入院時オリエンテーション 2. 一般状態の観察 3. 病歴の聴取 4. 薬の確認 5. 家族への説明 6. 看護記録の記入 7. 退院時の指導	ロ				
	観察	1. バイタルサイン 2. 意識レベル 3. 水分バランス 4. ADL 5. 精神活動 6. 社会的背景 7. 病室の巡視	ロ				
	身体の清潔援助（1）	1. 洗髪、整髪 2. 洗面 3. ひげそり 4. 爪切り 5. 寝具の交換	イ				
	身体の清潔援助（2）	1. 清拭（全身、部分、足浴） 2. 口腔清拭 3. 入浴、シャワー 4. 陰部洗浄	ロ				
	食事の援助	1. 食事の介助 2. 摂取量の観察	ロ				
		3. 経管栄養 4. 食事指導 5. 配膳					
	排泄の援助（1）	1. 便・尿の世話 2. おむつ交換	イ				
	排泄の援助（2）	1. 人工肛門ケア 2. 留置カテーテルの管理	ロ				
	環境の整備	1. ベッドメイキング 2. 病室内の整備 3. 病室内の換気	イ				
	移動動作の援助	1. 自分で動けない患者の床上移動の援助 2. トランスファ 3. 車椅子の操作 4. 歩行の援助	ロ				
	安全確保の援助	1. 転倒、転落防止 2. 感染予防 3. 抑制 4. 防災	ロ				
	安楽への援助	1. 体位変換 2. 体位の工夫 3. 罨法 4. 湿布	ロ				

課業一覧表

作成日：平成　年　月　日

クラス別習熟度											課業担当者	課業分担状況
1	2	3	4	5	6	7	8	9	10	11		
独	完											
独	完											
	完											
独	完											
独	完											
完												
独	完											
完												
独	完											
独	完											
	完											

図表18－2　連名課業分担一覧表（例示）

氏　名	山田孝子	大森教子	青木和子	金子信子	足立幸代
格付等級	5	3	2	2	2
役職	主任				
課業　　課業等級	担当課業	担当課業	担当課業	担当課業	担当課業
入退院時の対応　2	○	○	○		
観察　2	○	○	○	○	○
身体の清潔援助（1）　1	○	○	○	○	○
身体の清潔援助（2）　2	○	○	○	○	○
食事の援助　2	○	○	○	○	○
排泄の援助（1）　1	○	○	○	○	○
排泄の援助（2）　2	○	○	○	○	○
環境の整備　1	○	○	○		
移動動作の援助　2	○	○	○		
安全確保の援助　2	○	□	△		
安楽への援助　1	○	○	○		

○印は主要課業　□印は重要課業　△印はサブ課業

にある場合、一定の時期にぜひとも人心刷新のために人事異動が必要な場合があります。一応、目安として同一部署在籍5年以上の者については全員リストアップし、異動対象者として検討することが必要でしょう。また7年以上の者については、万やむを得ない場合を除き、全員異動者として考慮することが留意点です。普通は同一部署に7年もいれば、たいがい惰性で仕事をしていると考えるのが普通です。

(3) 業務運営上の都合

① 要員充足のための異動

経営方針の変更、業務組織の改正、業務の合理化また退職者の欠員補充のために行う異動です。多くの異動は、こ

図表19　複線型人事制度（例示）

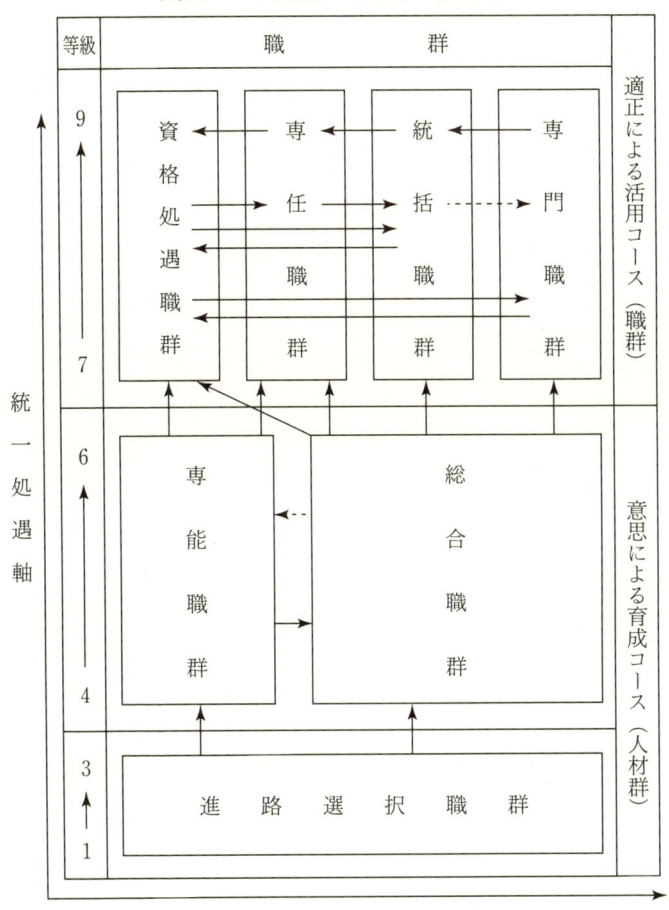

等級	職　　　群	
9↑ ↓ 7	資格処遇職群 ← 専任職群 ← 統括職群 ← 専門職群	適正による活用コース（職群）
6↑ ↓ 4	専能職群　　　総合職群	意思による育成コース（人材群）
3↑ 1	進　路　選　択　職　群	

縦軸：統一処遇軸

横軸：多元的人材の育成・活用軸（職群管理）

──→ ┐
┄┄→ ┘ 印は主な職群転換ルートを示す。

図表20　職群一覧

職群区分	職群名	部門間の転換を伴う異動
管理職能群	統括職群	○
	専門職群	× （同職種で施設間の異動あり）
	専任職群	× （同職種で施設間の異動あり）
	資格処遇職群	○
指導・監督職能群	総合職群	○
	専能職群	× （同職種で施設間の異動あり）
一般職能群	進路選択職群	×

（凡例）　○：有り　×：無し

　総合職群で、部門間の転換を伴う人事異動（施設間異動を含む）を命じられ、これに応じられない場合は、専能職群に転換させる。

　職群転換をした場合の等級格付けは、転換前の等級と同一とする。

のケースが多いのです。人事異動の目的をしっかりと伝え、本人の能力や意欲が高まる方向で、人事異動を実施したいですね。そのためには、師長や主任になるためのC.D.Pプランの作成明示も必要でしょう。

② 新規診療科新設による異動

診療科新設に伴う人事異動です。

以上、人事異動を目的別にいくつかのケースで考えてみましたが、人事異動は人材育成のための重要な手法、手段

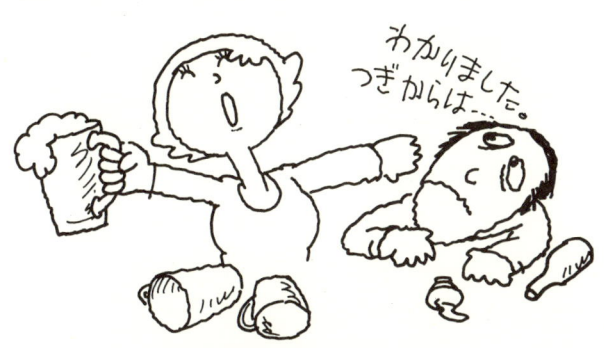

もっと看護職の意見を聞いてほしい

です。従って異動は計画的意図的に実施することが大切です。そのためには、本人の意思による人材育成コース（総合職、一般職）、適性による人材活用コース（管理職、専門職、専能職）の複線型人事制度の導入も必要となるでしょう（図表19参照）。価値観の多様化時代に対応するためには、複線のしなやかな選択肢も用意しておく必要があります。某病院で退職する看護職にインタビューした折、多くの看護職から「人事異動発令時にはもっと私たちの意見や要望も聞いてほしかった」。人事異動は平等に、の声がありましたが一人ひとりが本当にやりがいと生きがいを持てるよう本人の意思適性の確認面接をしっかり実施することが必要です。

4 職能資格等級制度とマネジメント

　職能資格制度（等級基準）を導入して病院組織を活性化させようとする動きが、多くの病院で試みられています。

果たして、職能資格制度は組織活力の起爆剤となり得るのでしょうか。

　先にも述べたとおり、等級基準は職種別等級別の期待職能像（部門別課業一覧表、職能要件書）として、職務調査により明確化されます（看護職課業一覧表（図表18－1）、職能要件書参照（図表21））。この期待職能をその都度個人別期待職能像として職務編成し、上司は部下に分かりやすく示します。上司の一方的な押しつけ（ノルマ）とならないように、目標面接により徹底的に納得がいくまで互いによく話し合うことが大切です。面接では、その時、その所、その場面の状況、その人に応じて各人の等級レベルを十分に考えた上で、部下の意思と適性を尊重しながら、具体的な個人職能期待像として設定します。この職務基準は、目標面接を通じて1年に2回設定します。ホメたり、叱ったり、言って聞かせて、やらせてみる、できないからやらせる、分かっていないから経験させる……これがこれからの人材育成の方法です。

　職能資格制度を、別名能力開発制度ともいいますが。職能資格制度を導入することは、必然的に能力開発制度も付帯したものとなります。職務基準として編成した業務目標一つひとつについて、その達成度基準を明確にして本人と上司で評価を行います。

　達成度基準（Must目標）のギャップについて教育、指導、援助、OJTまた自己啓発が行われ、また能力アップ対策についての具体的な行動テーマを部下と上司で設定し

ます。

　ここから本人、上司双方による、ギャップ解消のための努力がスタートします。上司評価はOJTに自己評価は自己啓発に結びつけます。すなわち、等級基準を中心とした能力開発のためのマネジメントが、次のステップにより展開されます。

(イ)　目標は部下自身が納得し、自分自身の目標としているか

(ロ)　徹底すべき重要事項、業務の優先順位、達成手段、方法、手順、達成基準（どこまでやるか）職務遂行、結果の状況、改善条件などをしっかり、しつこく話し合って決めているか

(ハ)　目標は明確であり、部下自身の位置づけ、責任もハッキリと決められているか

　　目標には3種類ある。1）維持目標：前年度の実績値を基本とする　2）革新目標：職場目標達成に向けた業務や体質革新のための挑戦目標、Want目標　3）啓発目標：自主管理を中心とした自主的なPlan、自主的なDo、自主的なCheck、自主的なAction

(ニ)　部下一人ひとりと設定した職務基準は、部門の目標や方針に合致しているか

　　部下一人ひとりのの職務基準の総和は、看護部門全体の目標イコール病院目標に直結するものでなければならない。もしイコールにならなければ、各人の職務基準を再点検し、イコールになるように調整をする。

図表21　職能要件書

職掌	職種	資格等級	表2
看護職	共通	2等級	

【職能要

業務	課業	課業内容	習			熟　　能　　力
			援	独	完	遂　行　レ　ベ　ル
日常生活に対する援助	入退院時の対応	1.入院時オリエンテーション 2.一般状態の観察 3.病歴の聴取 4.薬の確認 5.家族への説明 6.看護記録の記入 7.退院時の指導			○	1.入院患者に親切な優しい態度で接し病歴の聴取と入院生活の説明ができる 2.入院時の不安を配慮することができる 3.記録の原則と注意すべき事柄を理解して記録することができる 4.社会的背景をふまえた退院指導ができる
	観察	1.バイタルサイン 2.意識レベル 3.水分バランス 4.ADL 5.精神活動 6.社会的背景 7.病室の巡視			○	1.バイタルサインを正確に測定できる 2.疾病の病態を理解して観察ができる 3.異常の早期発見と報告ができる 4.ADLの観察ができる 5.日常生活上の観察ができる
	身体の清潔援助（2）	1.清拭（全身、部分、足浴） 2.口腔清拭 3.入浴、シャワー 4.陰部洗浄			○	1.全身の清潔のケアが原則に基づいて実践できる 2.危険を回避し安全・安楽が配慮できる 3.患者の病態に応じた援助方法が選択でき実践できる 4.皮膚及び粘膜の状態が観察でき、正常異常を見分けることができる
	食事の援助	1.食事の介助 2.摂取量の観察 3.経管栄養 4.食事指導 5.配膳			○	1.病態に応じて食事を選択することができ、安全な摂食の援助ができる 2.原則に従って経管栄養を実践することができる 3.患者のADLを理解し食事のセッティングができる 4.摂取量の観察が正しくできる
	排泄の援助（2）	1.人工肛門ケア 2.留置カテーテルの管理			○	1.羞恥心を配慮したケアができる 2.感染に留意し安全・安楽なケアができる 3.清潔操作ができる
	移動動作の援助	1.自分で動けない患者の床上移動 2.トランスファ 3.車椅子の操作 4.歩行の援助			○	1.安全・安楽な搬送方法の選択と実践ができる 2.患者の自主性を尊重した援助ができる 3.機能障害を理解した援助ができる

【 件 書 】　　　　　　　　　　　　　　　　　　　　　　　　　　　（No.　）

修　得　能　力 （知　識・技　能・技　術）	具　体　的　手　段・方　法 （図書・研修・資格・免許等）	自己啓発課題
1.コミュニケーションの基礎的知識と技術 2.看護記録の知識 3.セクションで扱う患者の知識 4.疾病に関する基本的知識 5.患者指導の知識と技術 6.薬理学の基本的知識 7.測定の知識と技術	1.＜図書＞ ［実践的看護マニュアル＜共通技術編＞］：川島みどり編　看護の科学社　1984 ［薬理学］ 2.院内看護基準・手順 3.セクション新採用者指導要領 4.指導者の直接技術指導	
1.治療・看護に必要な観察の知識と技術 2.疾病の知識 3.身体の生理、解剖学の知識 4.患者の個別性の理解 5.ＭＥ機器の取り扱いの知識と技術	1.＜図書＞ ［実践的看護マニュアル＜共通技術編＞］：川島みどり編　看護の科学社　1984 ［基礎看護技術＜第2版＞］：氏家幸子著　医学書院　1986 ［ＭＥ機器取扱マニュアル］ 2.院内看護基準・手順 3.セクション新採用者指導要領 4.指導者の直接技術指導	
1.身体の清潔の知識と清拭の技術 2.皮膚及び粘膜の生理、解剖の知識 3.身体の清潔に関する看護用具の知識と使用技術	1.＜図書＞ ［スキンケア身体の清潔から褥瘡のケアまで＜ＪＪＮ　No.13　スペシャル＞］医学書院　1989 ［よくわかるスキンケア・マニュアル］＜エキスパートナースＭＯＯＫ15＞小学館　1993 2.院内看護基準・手順 3.セクション新採用者指導要領 4.指導者の直接技術指導	
1.栄養給食の知識 2.疾病の知識 3.生理学・身体の解剖の知識 4.食事援助に関する知識と技術	1.＜図書＞ ［基礎看護技術］第2版：氏家幸子著　医学書院　1986 2.院内看護基準・手順 3.セクション新採用者指導要領 4.指導者の直接技術指導	
1.オストメイトの心理の理解 2.排泄援助に関する知識と技能 3.疾病の知識 4.ストマケア用品の知識と使用に関する技術	1.＜図書＞ ［スキンケア身体の清潔から褥瘡のケアまで］佐藤エキ子著＜ＪＪＮスペシャル　No13＞医学書院　1989 ［よくわかるスキンケア・マニュアル］＜エキスパートナースＭＯＯＫ15＞小学館　1993 2.院内看護基準・手順 3.セクション新採用者指導要領 4.指導者の直接技術指導	
1.疾病の知識 2.移動動作に関する知識と技術 3.機能障害者の心理の理解能力 4.搬送用具の知識と使用技術	1.＜図書＞ ［実践的看護マニュアル＜共通技術編＞］看護の科学社　1984 ［基礎看護技術＜第2版＞］：氏家幸子著　医学書院　1986 2.院内看護基準・手順 3.セクション新採用者指導要領 4.指導者の直接技術指導	

図表22 チャレンジカード

表3　チャレンジカード　（　　）年度　上期・下期　（一般職用）

事業所	病院 看護専門学校・本所	部 科・室・病棟・課	役職	氏名	現等級

私の担当業務（重点課題）[何を（課業名）]	期待目標　期待基準（どのくらい・どの程度）　いつまでに　遂行基準（どのように・手段・方法）	ウエイト	課業等級レベル	達成度 自己 / 上司 1次 / 2次
業務目標				
計		100		

情意目標

参考項目	チェック項目（意欲・態度）	達成度 自己／1次／2次	考課項目	チェック項
規律性	頭髪・服装・態度はよかったか 病院の規則を守り上司からの指示命令は的確に実行したか 職場で決められた届出手続きは守っていたか 対応をテキパキとし、親切で礼儀正しかったか ルールを守り職場の秩序維持に努めたか 日常業務で報告・連絡・相談に留意し実行していたか 陰日向なく仕事に打ち込んだか 職場の整理整頓、美化に努めたか 他人を中傷する言動はなかったか 病院の機械・備品・車両を大切に取り扱っていたか		積極性	必要な知識・技術を常に習得しよ どんな仕事でも先手をとって引受 勉強会等の会合に進んで出席し発 仕事に対する改善提案を率先して 言われたことはやるがそれ以上の 担当する仕事の拡大に常に心掛け 常に問題意識を持ち仕事に取組ん よいと思ったことは進んで上司に 仕事の段取りは進んで行ったか 仕事がマンネリ化することはなか
責任性	言い訳が目立つことはなかったか 与えられた仕事は最後までやり終えたか 指示されたことを忘れたことはなかったか 約束した期限・期日を守っていたか 他に依存することなく自分の責任として取り組んでいたか 独断専行になることはなかったか 自分の失敗を他人に転嫁することはなかったか 安心して仕事を任せられたか 仕事の進度状況や出来栄えを常に確認していたか 職員としての自覚に欠けるところはなかったか		協調性	自分勝手な言動をすることはなか 周囲と調和するよう心掛けていた 不平不満が多くなかったか 職場行事に積極的に参加し、協力 相手の立場を考えて行動し、信頼 他の人の仕事を自発的に手伝ろ 興味・関心のあることだけに協力 人が嫌がることでも進んでやろう 勤務時間の変更にも快く応じてい サークル会等に積極的に参加して

課業等級レベル	C	チャレンジ
	L	レベル
	U	アンダー

♪　項目達成度評価記号は　◎……期待以上　○……期待通り　△……期待を下回った
♪　成績目標の考課は、様式2、において成績考課点を決定し、様式3、人事考課A表成績考課欄に考課段階を記
♪　情意目標の考課は、様式3、人事考課A表情意考課欄に考課段階を記入してください。

様式1

等級在年数	勤続年数		事業所長	二次考課者	一次考課者	被考課者
年 ヶ月	年					

業 務 遂 行 ポ イ ン ト	能 力 開 発 目 標 期待基準（どのくらい・どの程度） いつまでに 取得方法（自己啓発・研修・etc）
・所定の時間内に仕事を終わっていたか ・計画通りに仕事量をこなしていたか ・期限を守り仕事を完了していたか ・テキパキ無駄なく処理していたか ・必要以上に上司・同僚の援助を受けることはなかったか ・仕事のミスはほとんどなかったか ・やり直しを繰返すことはなかったか ・指示方法通りであったか ・仕事の見直しを行っていたか ・仕事の出来栄えは期待通りであったか	

目 （意欲・態度）	達成度			面接での意見・相違点など （要点）
	自己	上司 1次	2次	
うとしていたか				
け良心的に成し遂げていたか				
言をしていたか				
出していたか				
ことはしようとしなかったか				
仕事に取組んでいたか				
でいたか				
進言していたか				
ったか				
				1.仕事・職場についての意見を記入してください。
ったか				
か				
したか				
を得ていたか				2.健康状態は
か				イ．健康　　　ロ．健康だが無理できない
するといったことはなかったか				ハ．持病がある ── 病名（　　　　　　　　）
としていたか				3.最近の家庭状況の変化（住所変更・増改築・家族の移動等）
たか				
いたか				

入してください。

また、方針に合致しているかどうかも検討する。上司の方針は、部下に対しては行動指針、行動基準として具体的な形で示す。方針は、一人ひとりを束ねる扇のカナメとして機能するものであり、上司は常日ごろより部下一人ひとりに周知徹底を図っておくことが必要である。

(ホ) 課業配分のバランス、レベルは適切か

部下相互間の課業配分のバランスに偏りがないかを確認する。頼みやすい部下にはだれもやりたがらない下位等級レベルの仕事が集中していないだろうか。一方、他の部下には等級レベル相応もしくは、上位等級の仕事を中心に与えるなど、課業配分にアンバランスはないだろうか。タスクローテーションを組み、計画的な業務拡大を行っているだろうか。

(ヘ) 育成プランが組み込まれているか

今期業務目標の中には、これこれの課業を推進することによって能力開発や育成に結びつくといった具体的な部下育成プログラムが組み込まれているだろうか。看護部のメイン課業を習熟、修得させ、次の職種のメイン課業へと職務拡大を計画的に進めていくことが大切である。CDPプラン（キャリア開発プログラム）はメイン課業の習熟、修得からスタートして形成されていく。

5 能力主義人事による人材育成の原点

　能力主義人事の推進はその時、その所でその人に対しての"評価と育成"の個別管理をスタート点とします。個別管理の道具立てとして「個人別課業一覧表」および「チャレンジカード」（図表22）等を、用意することが必要でしょう。「個人別課業分担表」を作成する前工程として、一般には「連名課業分担表」（図表18－2参照）を作成します。「連名課業分担表」の個人名ごとにミシン目を入れ、切り離したものが必然的に「個人別課業分担表」となります。連名課業分担表を作成することによって、各人ごとにどの仕事とどの仕事は、だれが担当しているのか、課業の分担状況を把握することができます。その仕事はだれが主体になって取り組んでいるのか。分担に重複がないか、業務に偏りがないか、能力に見合った仕事配分になっているか、（質と量の関係）チャレンジ業務の設定度合い等、個人別課業分担の中身を一つひとつ確認します。いろいろの角度から検討して役割業務、流動的プロジェクト業務等を付加して、連名課業分担表を再編成します。新しい分担表を作るときのチェックポイントを掲げれば、次のとおりです。

(a) 部下の資格等級にふさわしい課業配分になっているか、チャレンジ業務も含め、能力開発の観点からもよく検討されているか

(b) 本人の希望、要望、意見をできるだけ取り入れるための努力をしているか
(c) 事務作業能率の面から見て、効率的な課業分担になっているか
(d) 組織的業務推進の観点から見て、課業分担に問題がないか
(e) 各人の仕事の量は、時間的に大きくバランスを崩しているようなことはないか
(f) 責任の所在が、不明確な課業の配分を行っていないか
(g) 無駄な課業、捨てるべき課業を行っていないか
(h) やらなければならない課業、必要な課業が抜けていないか
(i) 未経験課業をやらせてみることを検討したか
　等々

以上等級基準（課業一覧表、職能要件書）をベースにして上司と部下が面接を通じて職務を編成し計画的に職務の拡大、拡充を行っていきます。職務編成は、そのとき、その所でその人の能力開発状況に合わせて弾力的に行うことが大切です。6カ月、1年単位で編成し、各人ごとにその都度、職務基準を設定します。フレキシブルにクリエイティブな形で流動的に職務編成することが大切なのです。

6 人を育てる職務基準

　再三にわたる説明のとおり、職務基準はその都度の個人別期待職能像です。分かりやすく翻訳すると"上司が部下に期待し要求する仕事の内容とそのレベルについて"の具体的明細表といえるでしょう。

　ところで一人分の職務は、いくつかの課業〈単位業務〉から編成されています。したがって職務基準は課業ごとに設定されます。通常一人分の職務は20〜30の課業（仕事）で編成されています。しかし、これらの課業のうちでも主要課業と重要課業があり、これらは合計で5つから7つ程度です。何を主要課業、重要課業というのか……主要課業とは時間的処理ウエイトの大きい課業です。仕事の難易度をいうのではありません。やさしい仕事であっても一日のうち、その人が大半の時間をつぎこんでいる仕事をいうのです。

　また、重要課業とは組織機能上欠くことができない課業や困難度や責任度の大きい課業であり、必ずしも時間的処理ウエイトの大きい課業ばかりではありません。その他、残りの課業はその他課業として総括し、達成度の平均点を主要課業、重要課業の達成度に加えて合計点を算出します。これが職務基準に対しての達成度です。課業別に遂行度を見ていきます。そうするとこの仕事は完全にできる。この仕事はまだ卒業の段階に達していないなど習熟、修得状況

がひと目で分かります。上司はホメたり、叱ったりしながら、一つでも多くの課業を一日でも早く習熟するように、部下を動機づけ指導を徹底します。上司と部下の二人三脚がここに始まります。部下の資格等級レベルの課業をよく認識し、仕事はチャレンジぎみに与えることが能力開発に結びつくポイントです。

(1) 課業配分の留意点

課業の配分に当たっては、合理的な配分にだけとらわれて部下を機械的に扱うことのないように十分に留意してください。部下は意欲も感情もある人間なのです。このことを忘れてはなりません。それを無視していかに合理的な職務配分をしても、組織は機能しないからです。職務の能率的な遂行と人間の意欲と気持ちを大切にし、課業配分は面接のなかで、納得の上で編成することが大切です。そこで、各管理者は目標設定（課業配分）に入る前に、事前ミーティング（職場の現状把握）を次の手順で行っておくことが大切です。

① 病院や自部門の動向、方針、目標、計画の狙い、自部門における任務や役割をかみくだいて説明する。
② 自部門の計画を遂行する上で障害になる「課題、問題探し」を行う。

やめても良い仕事はないか、簡素化できる仕事はないか、新たに今やっておかなければならない仕事は何か……問題解決をするためにはどんな手段があるかを考えます。その

手段を遂行するために（目的）どんな手段があるかを、さらに考えます。

同じように次々と手段を目的に置き換えます。

次に管理者は、課業配分をするときは次に掲げるような条件を把握しておくべきです。

1）　業務内容……仕事の種類、処理量、要求される精度、定常的反復業務か否か、緊急度、責任の度合いなど
2）　職務遂行能力……知識、技術、技能、習熟能力、資格免許など
3）　部下の興味方向……性格、意欲、価値観など

(2) 類似課業による職務編成

職務編成のポイントは、同質性の課業を基本にしながら適度の異質性の課業を織り込んでいくことです。これは効率性、経済性、または能力開発の面からも非常に重要なことです。異職種の関連のない複数課業を雑多に分担させますと、部下はただ多面的な課業をただ漠然とこなすことになります。専門化、専能化による能率の向上が図れないばかりか習熟も期待できなくなり、部下は、その場限りの便利屋になってしまいます。また範囲の決まった固定課業だけをさせていますと、単純な課業の繰り返しとなり幅広い経験ができず、単調感から仕事への興味を失い、惰性で仕事をするようになってしまいます。

能力開発は、課業をどう職務編成するかによって決まる

ものであり、上司である管理者の部下育成に対する強い認識と情熱が鍵なのです。

　能力開発をしっかりと行うためにはメイン課業による等級基準の作成は行っておかなければならないことをよく理解しておいてください。

第6章

看護職と人事考課

1 絶対考課の推進

(1) 人事考課の2つの側面

人事考課には2つの側面（図表23）があります。つまり絶対考課と相対考課です。相対考課というのは、"だれが良い、だれが悪い"といったように比較するものです。これに対して絶対考課というのは一定の基準を用意し、その基準に照らして評価するあり方です。したがって絶対考課の場合には基準が必要であり、相互の比較論は有り得ないことになります。相対考課には基準はありませんが、絶対考課は基準を用意することになります。

また、相対考課は"だれが良い、だれが悪い"といったような選別査定がねらいとなりますが、絶対考課は一人ひとりの能力をいかに最大限に開発するかといった育成がねらいとなります。相対考課は査定がねらいですからフィードバック、つまり人事考課が終わった後、それを本人によく説明し、明日からどうすればよいかを話し合うということはほとんどありません。全般的にマル秘ということがいえます。

これに対して絶対考課は人事考課が終わった後、本人と上司の間で徹底的に話し合い、"どこが良かった、どこが不十分であったか"をお互いに反省し、不十分であった点を、今後どうすれば十分になるかを、2人で話し合い方向

図表23 人事考課の2つの側面

	基 準	ねらい	フィードバック	公平性 透明性
相対考課	なし	査定	なし	低い
絶体考課	明示	育成	あり	高い

を見定め、明日から協力して能力を高めていく、努力をすることを誓い合うのがフィードバックということになります。

つまり相対考課はマル秘、絶対考課は透明かつ公正な人事考課であるといえるでしょう。公平性、透明性は相対考課は低く、絶対考課は高いということがいえます。

わが国においては1975年頃までは、年功人事でしたからもっぱら人事考課は相対考課でした。しかし1975年以降、高度成長は終わり新しい技術革新が進むなかで年功主義は崩れ、能力主義に転換したわけですが、人事考課もこの頃からいわゆる育成型のオープンの絶対考課に代わって今日に至っています。

これからの人事考課は、この絶対考課が不可欠の条件だといえるでしょう。

(2) 人事考課整備の要件

人事考課をこれから進めるにあたって、どんなことが必要になるかを考えてみます。

第1に、絶対考課にしなければなりませんから、評価基準を何としても明示しなければなりません。基準がなければ、結局主観により考課が行われることになり、公平性も納得性も得られないことになるからです。また、基準がな

ければ、人事考課の結果を本人に伝え・説明する時に、本人を納得させるような説明をすることもできなければ、今後どのように、どうすれば評価が上がるかを、具体的にこれからの行動指針として示すこともできなくなります。そこでまず、基準を明示することが先決となります。それが人事考課の公平性を高める条件となるでしょう。

　第2は透明性が求められます。マル秘で、本人も分からないままに行われているのでは、どうしても不信感が湧くことになります。職場の中に不信感が生まれることは、組織全体の活力をそぐことになりかねません。公明正大、人事考課がオープンで行われることが大切です。そうすることによって、人事考課に対する組織内での信頼感が高まり、その人事考課を通じて人材の育成・公正処遇を進めていくことが可能となります。つまり人事考課の第2の要件は透明性であるということがいえるでしょう。

　これからの人事考課を整備する要件として基準を明示すること、それを通じて公平性を高め、納得性を高めること、もう一つは目標面接、フィードバックを通じて人事考課そのものを透明なものとし、職場内の信頼感を高めることが条件となります。この2つの方向を目指して人事考課を整備していけば、その人事考課は、これからの能力主義人事を整備するうえでの強力なるシステムとなることはいうまでもありません。

　では一体、人事考課の基準とはどんなものがそれに当たるのでしょうか。

(3) 能力主義人事の基準

　能力主義人事の基準は、企業すなわち病院の職員に対する期待像にほかなりません。どのような人材であってもらいたいかという人材像、どのような能力を身に付けておいてもらいたいかという職能像、こういった期待像が明示されれば、その期待像を軸として評価も育成も行われることになります。

　したがって能力主義人事の基準は、あくまでも病院が期待する職能人材像であるということがいえるでしょう。いわば期待像こそが、"バー"、ターゲットとなります。このようなバーを明確にすれば、そのバーを越えていれば「A」、バーよりも下回っていれば「C」というような評価が公正に行われることになり、部下も納得することができます。

　そして今後、どう努力すればバーに達することができるかという、これからの育成・業務改善の指針ともなり得るのです。能力主義人事の基準は、あくまでも期待像であるということを見失ってはなりません。

(4) トータルシステムとしての人事制度

　このように病院の期待像を軸として能力主義人事は展開されるわけですが、具体的にはどのような形になるかを考えてみます。

　図表24を見てください。能力主義の能力とはすでに述べ

図表24　期待像を軸とした人材育成主義

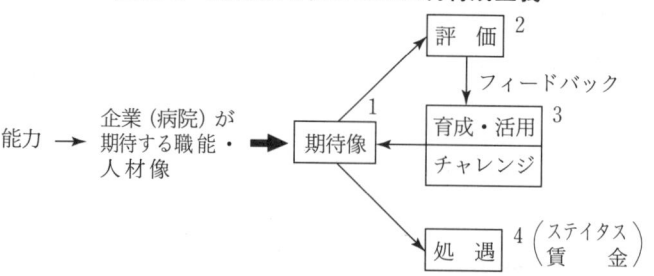

能力 → 企業（病院）が期待する職能・人材像 ⇒ 期待像 1
- → 評価 2 → フィードバック → 育成・活用 3 チャレンジ →（期待像へ戻る）
- → 処遇 4（ステイタス／賃金）

たように、病院が期待する人材像であり職能像でした。その期待像を明示することにより評価が可能となります。その評価の結果を本人にフィードバックし、足りない部分をどのようにして満たしていけばよいかを、上司と部下との間で話し合って確認していきます。それを通じて、期待像を目掛けて育成・活用・チャレンジが行われていくことになります。これを繰り返しながら、期待像に限りなく人材の能力は接近していきます。

そして、その期待像を満たし終わり、さらに何かを付け加えれば、昇格という形で期待像はより高められます。再びその高められた期待像を軸として評価・育成が行われます。これを繰り返しながら従業員の能力は限りなく高められていくのです。その能力の高まりに応じて、チャンスも与え、賃金も決まっていく、と同時に、病院内におけるステイタスもこれで決まってまいります。

つまり人事管理のファクターは、評価・育成・処遇という３つのものからなります。この人事管理の３つのイベント、評価・育成・処遇は全て病院の期待像を軸として、連

図表25　期待像と評価制度

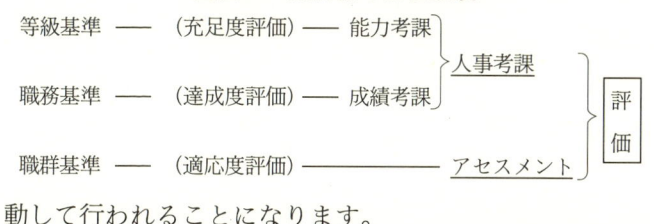

```
等級基準 ──（充足度評価）── 能力考課 ┐
                                    ├ 人事考課 ┐
職務基準 ──（達成度評価）── 成績考課 ┘         ├ 評価
                                              │
職群基準 ──（適応度評価）──────── アセスメント ┘
```

動して行われることになります。

　すなわち能力主義（能力開発主義）とは、期待像を軸とした評価・育成・処遇の連動システム（トータルシステム）であるということがいえるでしょう。期待像がなければ評価もアバウトになり、育成もあやふやとなり、処遇も不公正なものとならざるを得ません。期待像を明示してこそ、評価も育成も処遇もシャープかつ公正かつ透明なものになっていくことになるのです。

(5)　3つの期待像とその評価

　以上のように能力主義は、病院の期待像を軸として評価が行われることがご理解いただけたと思いますが、では一体その病院の期待像はどういう姿・形で設定され、全従業員に表示されることになるのでしょうか。この問題を考えてみます。評価制度でこれが最も重要なカギを握るからです。

　図表25を見てください。病院の期待像は「等級基準」「職務基準」「職群基準」の3つで設定されます。一つひとつ簡単に説明してみましょう。

　まず第1の等級基準というのは、職能等級ごとに示される期待像ということです。職能等級というのは、病院の中

では、通常職能資格制度といわれますが、職能資格等級とは従業員の職務遂行能力のレベルに応じた具体的なグレードをいいます。8等級ないし10等級での等級が院内に設けられ、それが育成・評価・処遇の基準となるのです。こういったものを職能資格制度といいます。そしてその資格一つひとつを職能等級というのです。

この等級ごとに示される期待像を実は等級基準といいます。例えば、看護の3級職の場合においては、"このような仕事がこれくらいできることが期待される"といったものが等級基準というものになります。このような期待像を示す作業を職務調査といい、みんなで協力して職種別等級別の期待像を具体的な仕事を挙げながら設定していきます。それが職務調査です。

そしてでき上がった等級基準を、通常、職種別等級別職能要件といいます。この職種別等級別の職能要件、"どんな仕事がどれぐらいできなければならないか、どんな知識が必要であるのか、どれくらいの経験が必要なのか、どんな技能が求められるのか、どのような職場意識が求められるのか"こういったものを職種別等級別職能要件、略して等級基準といいます。

このような等級基準を示せば、それを軸としてすでに述べたような評価も育成も処遇も極めて効率的かつ公正に進めることができます。能力主義を進めるための基本的な条件は、職能資格等級制度を導入すること、みんなで力を合わせて職務調査を実施し、職種別等級別の職能要件を明示

すること、それを軸として評価を正しく行い、それを軸として育成を限りなく行うと同時に、公正な処遇を進めることが条件といえるでしょう。

　第2の職務基準というのは、これから6カ月ないし1年間、一人ひとりが"どのような仕事をどのようにやりこなしていけば良いのか、また、どのような勉強をすれば良いか"を具体的に示したものをいいます。いわば等級基準が職種別等級別の期待像であるのに対し、この職務基準はその時・その場における個人ごとの期待像であるということがいえます。この職務基準は、目標面接によって設定され、確認されていきます。

　目標面接というのは、期の初めに上司と部下がしっかり話し合いながら、しかも本人のチャレンジを最大限に引き出しながら設定する作業です。この目標面接を通じて、職務基準が設定されます。

　最後の職群基準というのは、例えば医師職に求められる人材像、看護職に求められる人材像、医療技術職に求められる人材像、事務職に求められる人材像といったものを職群基準といいます。これは職能像というよりも、どのような人間であってもらいたいのか、社会性、人間性、意思、適性なども含めて広く問われるものが人材像ということがいえます。

　この職群、つまり医師、医療技術、看護、営業、事務といったごとにグループしたものを職群といいますが、その職群ごとに期待される人材像が職群基準にほかなりません。

つまりこれで明らかなように病院の期待像は、等級基準、職務基準、そして職群基準の3つで表示されることになります。

　では今度は、このような期待像を軸として、評価がどのように行われるかを考えてみます。

　まず、等級基準の充足度評価という形で能力考課が行われます。"この人は看護職3級だが、具体的に示された等級基準に照らして、どこが十分なのか、どこはまだ不足なのか"といった充足度を丹念にチェックするものが能力考課にほかなりません。この能力考課は、年1回原則として行われるのが通常です。"だれが能力高いとか、だれが能力低い"という漠然とした相対考課ではなく、きめ細かい、具体的な等級基準に照らして、その充足度を丹念にチェックしていくのが能力考課ということになります。能力考課が人事考課のまず一つの大きな柱となるわけです。

　次に、職務基準の達成度評価という形で成績考課が行われます。上司と部下が目標面接を通じて設定した向こう1年間の目標が、1年経った時に、どの程度達成されたかを評価するものが成績考課にほかなりません。したがって目標面接がアバウトで、職務基準が曖昧であれば、成績考課も曖昧なものとならざるを得ません。またこの成績考課は、通常年2回、6ヵ月ごとに行われるわけですが、この年2回の成績考課を媒体として、年1回の能力の精密診断、つまり能力考課が行われることになります。いわば成績考課は、精密診断を行うための検査資料であるということがい

え、これを材料として年1回、能力の精密診断が行われるのが、いわば能力考課にほかなりません。この年2回の成績考課と年1回の能力考課を合わせて、いわゆる人事考課が成立をします。

これでお分かりのように、目標面接がなければ職務基準があり得ない、職務基準がなければ成績考課は成立をしない、成績考課がなければ能力考課も成立しないということになります。したがってすべての出発点は、期の初めにおける上司と部下との間の目標面接であるということをよく理解してください。

なお、職群基準に照らして、その適応度、"一体この人は医師職としてふさわしい人材であるのか"、社会性、人間性、部下の指導力、適性、意思、体力などから総合的に判断するものをアセスメントといいます。職群ごとにこのアセスメントが行われるわけですが、人事考課が年2回ないし年1回行われるのに対し、このアセスメントは総合的、多面的なものであるだけに、通常3年か5年に1回程度で行われるのが普通です。そんなに適性とか人間性とか社会性は変わるものではないからです。通常の企業では3年に1回の頻度で行われています。

このアセスメントは上司からだけではなく、例えば適性とか意思などはアセッサー、つまり人材評価者が評価します。また指導力などは部下が評価し、協調性とか責任性などは同僚が評価します。さらに日常の細かい業務姿勢については、患者さんから評価してもらうということもあり得

るのです。これがアセスメントです。

このような人事考課とアセスメントを通じて、病院の評価制度は成立することになります。これで分かるように、評価制度を整備するためには是が非でも、等級基準、職務基準、職群基準を設定することが必要だといえるでしょう。

(6) 人事管理と労務管理

通常、人事・労務といいますが、人事管理と労務管理ははっきり違うものです。大きくいえば人事管理は、人事事務当局が全病院的に、中央制御的に行うものです。これに対し労務管理は、それぞれの現場で、それぞれの上司が行うものです。したがって職場内で行われるものが労務管理であり、全病院的に行われるものが人事管理といえます。

人事管理の責任者は、人事担当部門および人事担当責任者であり、労務管理の責任者は、それぞれの現場の上司であるということがいえます。したがって、それぞれの現場の上司が、しっかり部下と目標面接を行ったり、評価・育成を公正に行う意欲がなければ、労務管理は不誠実なものとならざるを得ません。

では、もっと具体的に人事管理と労務管理のあり方を眺めてみましょう。

図表26を見てください。先ほど眺めたように、目標面接制度を通じて設定された職務基準の達成度評価が成績考課であり、通常これは4月ないし10月に行われます。それを媒体として能力の等級基準への充足度をどの程度達成して

図表26　人事管理と労務管理

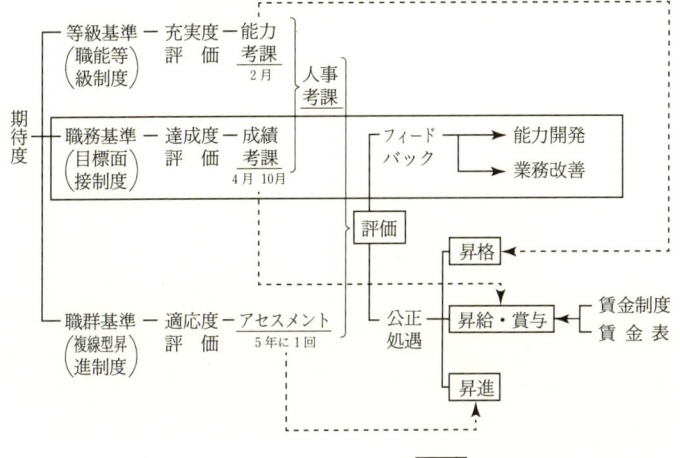

```
            ┌ 等級基準  ─ 充実度 ─ 能力
            │ (職能等    評 価    考課
            │  級制度)              2月    ┐人事
期          │                              │考課
待 ────────┤ 職務基準  ─ 達成度 ─ 成績   ┘    ┌ フィード ──→ 能力開発
度          │ (目標面    評 価    考課          │ バック    ──→ 業務改善
            │  接制度)            4月 10月    │
            │                                   │ 評価
            │                                   │          ┌ 昇格 ←──
            │                                              │
            └ 職群基準  ─ 適応度 ─ アセスメント    公正 ─┼ 昇給・賞与 ←─ 賃金制度
              (複線型昇   評 価    5年に1回       処遇    │                  賃金表
               進制度)                                    └ 昇進
```

　　　　　　　　　　　　　　　　　　　　　　　□：労務管理（上司の役割）

いるかを評価するものが能力考課、合わせて人事考課ということになります。

　この人事考課の結果は、本人にフィードバックされ、明日からの能力開発および業務改善に役立てられていきます。さらにこの評価結果は、公正処遇にも結びついていきます。

　能力考課は昇格へ、成績考課は昇給・賞与へ、そしてアセスメントは昇進へと結びついていくことになります。ただし、昇給・賞与を明確にするためには、予め賃金制度、賃金表の整備が行われていなければなりません。

　さて、この全体がいわば人事管理の領域ですが、この中で特に真ん中の枠で囲んだ部分が労務管理といえます。つまり、目標面接、職務基準の設定、達成度評価としての成績考課の実施、また、人事考課の結果を本人に十分説明を

し、日常の業務活動の中で、明日からの能力開発・業務改善に結びつけていく、と同時に、その資料を人事に適切に送り込む。これがいわば労務管理にほかなりません。この労務管理は上司の役割であるということがいえます。

これでお分かりのように、労務管理こそが、車に例えるならばエンジンであり、上司がドライバーであるということになります。人事管理はシャーシであり、フレームであり、車全体の性能であるといえるでしょう。

しかし、どんなに車が良い車であっても、エンジンがなければ動きませんし、またどんなにエンジンも車も良くても、ドライバーがダメならすぐ車は事故を起こし、ポンコツになってしまうでしょう。最も大切なのは、ドライバーであるといえます。

つまり、人事・労務管理のドライバーは、現場の上司にほかなりません。現場の上司はそこのあたりを十分認識しながら人事考課、目標面接、部下の指導・育成にあたることが強く求められるといえます。

(7) 人事考課の要件

以上からして、人事考課はどのような点が大切であるかを最後に整理してみることにしましょう。

図表27を見てください。まず第1に人事考課を理論的に編成することが大切です。絶対考課としての年2回の成績考課と能力考課を行い、この他に3年に1回程度のアセスメントを行い、人事考課をカバーするという仕組みです。

図表27　人事考課の要件

① 人事考課の理論的編成
② 考課基準の明確化
③ フィードバックシステム
④ 加点主義の姿勢
⑤ 公平処遇への反映
⑥ 面接訓練・考課者訓練の定期的実施

成績考課の考課基準は職務基準、能力考課の考課基準は等級基準、そしてアセスメントの基準は職群基準という形です。このような理論的編成を行えば、人事考課は公正かつ透明なものとなり、院内の信頼感を確保し、能力開発主義を進めるうえにおいて有力なる武器となることはいうまでもありません。

　第2は考課基準を明確にすることです。目標面接を通じて職務基準を、職務調査を通じて等級基準を明確にすれば、絶対考課としての人事考課が成立することになります。

　第3はフィードバックシステムを整備することです。人事考課が終わった後、必ず上司は部下にその内容を十分説明し、部下とやりとりをし、納得させたうえで、明日からどのような行動を起こせば、より能力を高め、より職務の改善を進めることができるかを話し合い、2人で確認し合ってください。これがなければ、人事考課はほとんど意味がないものとなります。

　また、第4に全般的に加点主義の姿勢が必要です。粗さがし、ケチをつけるだけの人事考課ではなく、できるだけ本人のチャレンジ意欲を引き出しながら、良い点を高く評

価しながら、前向きにその人材を挑戦させ、創造させ、意欲づけていくという人事考課に仕上げていってください。ケチつけ大会の人事考課ではなく、やる気起こしの人事考課にしていただきたいのです。

第5に昇格・昇進・昇給といった公平処遇へ必ず反映させることも大切です。やってもやらなくても同じではやる気は起きません。

第6に、労務管理の責任者は、現場上司であり、これがドライバーに匹敵する役割を占めるのですから、このドライバーの安全運転教育、つまり面接訓練・考課者訓練を定期的に実施しながら、部下を持つ上司の意識の高揚と役割の確認と間違いなく人事考課を進める姿勢と行動を高めるようにしてください。最後のカギはこの面接訓練・考課者訓練であるといえるでしょう。

以上の6つの条件を満たせば、人事考課は公正にしてかつ透明なものとなり、能力開発主義を公正に進めるうえで、きわめて有力な武器となることは言うまでもありません。

2 差をなくすための人事考課

(1) 人事考課を実施する目的は

この問いに、いまや、気の効いた組織では職員の能力開発や育成、昇格、昇進等の適材適所配置のためと答えます。昇給や賞与は第一義的な目的ではないのです。人事考課は、

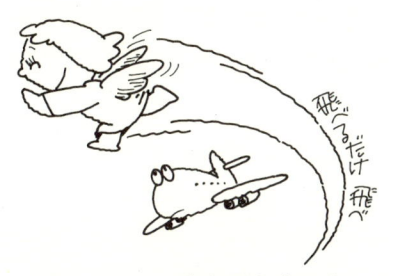

差をなくす人事考課を生かす

差をつける「査定型」から能力を育成し向上させる「育成型」へと転換が図られているといえましょう。かつての上からの一方通行だった人事考課に、本人の自己評価をメインとして、職員一人ひとりの意思を反映させ、納得性と客観性のある制度へと見直しや改善作業が進められています。その作業の中でも、最も大切なポイントは考課基準を明確にし、絶対考課を基本に「加点主義」に切り替えることです。

「加点主義」とは、人が嫌がる仕事を進んで遂行した場合、その苦労やリスクに報いるために加点をするものです。100点満点の土台の上に加点を乗せます。ですから、頑張れば120〜130点などの得点が得られる仕組みで、また、その内容が全職員に公開されています。加点主義ですから、本人自身のチャレンジを尊重します。

例えば、「"オペ室に行ってくれる人"外来病棟のスタッフが欠員になるので外来へ行ってくれる人がいたら手を挙げて…また、拘束を決められた日数より、月にプラス3日、6カ月に18日、普通のスタッフより余計にやってくれる人

…だれかいませんか……。別に強制ではありません。しかし、病院では、協力してくれた人にリスク料として10万円を通常の賞与にプラスオンして支払います」。

また、別の病院では「挑戦してくれた人には、本来の人事考課点にプラス20点を加算しますので、チャレンジしたほうが有利ですよ……。もし挑戦して、運悪く失敗しても減点はしません」と説明し、チャレンジを促している病院も多数あります。すなわちチャレンジは、病院の未来（シナリオ）を創るからチャレンジは絶対に必要と考えているのです。基準を明確にして、職員一人ひとりの能力や適性を正しく把握（評価）し、不足点は能力開発し、そして、人材を適材適所に配置し活用する、これが人事考課を行う主たるねらいです。

人事考課は、当然に働く人たちにとって、働きがいや生きがいに結びつくものでなければなりませんし、そして、それが病院組織の活性化を醸成するものであることが、究極の目的です。さて、あなたの病院での人事考課の認識は、賞与、給与のために実施する査定型（相対考課）ですか、それとも育成の論理を優先する育成型（絶対考課）ですか…もし、査定型の相対考課といわれるのであれば、間違いなく、20年遅れの人事考課であり、各職員から賛同を得ることは、とても無理といえるでしょう。

(2) 育成型人事考課の3つのポイント

人事考課は、あくまでも手段です。能力開発や昇格、昇

進など適材適所の配置および人材の活用などの目的を遂行するためには、いくつかの重要なポイントがあります。

その第1のポイントは、目標面接がなければ人事考課は成立しないということです。

職能開発は本人の意思と責任を主体に期待し、要求される職能レベル（等級基準）を1日でも早くクリアするように努力することにより現実のものとなります。"主役はあなたです"。上司から一方的に与えられた目標はノルマであり、いやいややるのでは、期待する成果は得られません。そこで、上司の役割は部下の自律性を尊重しながら、部下の目標達成のために側面的な指導、援助を行うアドバイザーです。部下が自主的に目標を立て、そして、その達成度について自己評価をします。自分で納得して立てた目標ですから、何としても成功させたいという意欲が湧きますし、責任感も生まれます。

目標設定においては、病院の方針や部方針に沿った目標であるかどうか、上司との面接で方向性を確認します。上司は温かく受け止め、病院の現状や方向づけについて適時、適切に指導と援助を行います。また、目標が決まり、その目標遂行過程では、目標がよりよく達成されるように、目標の遂行状況やその達成度および原因分析を中心に今後の事態改善やOJTを徹底的に推進していきます。

第2のポイントは、人事考課、実施による付随効果として人間関係の醸成を挙げることができます。それは、いままでのマネジメントスタイルが、180度転換することにな

るからです。

　これからの新しいマネジメントは、部下が主役であり、部下は上司にとってパートナーであるからです。部下を主役にして、目標面接時に上司と部下が徹底した話し合いを行います。その目標は、病院の方針や部の方針を踏まえたものであるかどうか。部下の職能レベルや能力開発に見合った適切な目標か。仕事の質量等において、部内の他の担当者とのバランスはどうか。過多であったり、明らかに軽い仕事ばかり与えられているということはないか。単純業務の繰り返し業務だけではないか、等々。その他、中間面接によるフォローおよび、原因分析を中心としたきめの細かい結果（育成）面接を通じて、上司の部下育成に対しての熱い思いを伝えます。部下の成長を真に期待したアドバイスや行為であるならば、上司の思いは必ず部下に通じるでしょう。

　部下を持つ上司は、"いつ、いかなるときにおいても人に優れる心"を持ち続けなければなりません。専門知識は無論のこと、社会性（常識）や人間性（人物）、気力等において、また、いつ、いかなる場合においても、すべてにおいて優れていなければなりません。現実には、それは無理であるかもしれません。しかし、そういう努力ができ立派であると評価に値する人が管理者（部長、師長）なのです。こういう状況にあれば、上司との信頼関係は一層深いものになるでしょう。すなわち、面接制度によって、上司は上司としてのあり方や能力アップに意識して取り組むこ

とになり、これが管理能力の向上や人間的成長へと結びついていきます。その結果、評価結果についての部下の納得度も高いものになります。

第3のポイントは、人事考課といいますと、減点主義のイメージでとらえている人が多かったのではないでしょうか。現在の人事考課は減点主義から加点主義への転換です。「新しいことに挑戦して失敗した人より、何もしない人が評価されるのは納得がいかない」という考え方です。特に大きな組織になりますと、"過去の前例に従ったり、マニュアルどおりに動いていたほうが無難"という考え方が目につくようになります。どうですか、組織規模の大小にかかわらず、あなたの病院にはこのような兆候はありませんか。このような状況下の病院の職員は無思考であり、決まったとおりの動き方、働き方しかしない人たちの集団ですから、組織は決まって沈滞ムードです。過去の前例を良しとすれば、人事考課は必然的に減点主義になっていきます。

なぜならば、前例にないことをやって失敗した場合は、厳しく罰せられることになるからです。ところがイノベーションとは、すべて前例にないことを行うことです。イノベーションは組織を変えますが、これは加点主義の人事考課や人事制度の上に成立するといえましょう。

新しいことにチャレンジしたことをほめ、たたえるという制度が必要で、何もしなかった人より、何か前向きなことを行い失敗した人のほうが良い評価を受けるという人事制度上の仕組みや風土が必要です。ぜひそのような環境を

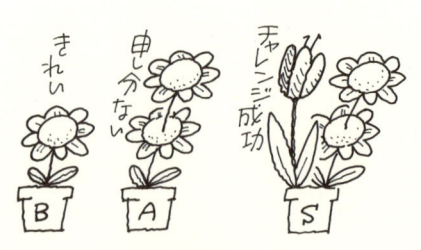

的確な考課をする

創ることが大切です。「挑戦加点」という革新加点は、組織の新しいシナリオを生み出すからです。加点主義は職員一人ひとりのやる気を喚起し組織を活性化するのが大きなねらいなのです。

(3) 能力開発をメインとする絶対考課論

これからの人事考課は、基準主義に基づく絶対考課論であることは既述のとおりです。基準があるから能力開発主義の人事考課となるのです。期待し要求する部下の能力レベルに対して、能力と適性に見合った適切な職務をその時、その所、その人の状況に応じて部下と上司がよく話し合って、お互いに、納得のうえで職務編成をします。このことを人事専門用語で「職務基準を設定する」といいます。この職務基準の設定は、部下の一人ひとりをしっかりと見つめて、その人の今期の目標を決めますから、他の人との比較論は一切関係ありません。基準に対してどの程度上回っているのか、下回っているのか。下回っている場合は、どのような能力を身につければよいのか。その能力はどのような手段や方法で身につければいいのか、そのターゲット

が明確に示されていることが必要です。

　例えば、「この仕事をきちんとやるためには、こんな知識や技術、技能が必要ですが、その知識や技術などの修得については、この規定のここのところやこの手引書をよく読んでください。手続きの指定箇所をよく読んでいただければ、やり方はよく分かるはずですが、もし不明な点があれば、上司の私に相談してください。OJTで私が実際にやってみせますから、私が言ったとおりにやってみてください。この書籍は読んでおいたほうがいいですよ。この図書とこの通信教育は、あなたの自己啓発課題として取り組んでください。この書物を読んだら、わが病院の現状を踏まえた改善レポートを提出してください。この通信教育は6カ月の所定の期間で終了しなければなりません。できれば、この資格は取っておいてください」などなど、資格等級別の等級基準に対して能力の充足度、または業務の達成度を評価します。基準に対しての不足点や目標に対しての未達成部分を教育必要点として抽出します。

　そして、上司と部下でよく話し合います。その内容は、能力ギャップをどうすれば期待レベルに早く引き上げることができるのか。職能レベルの確認とその方策について、何を、どこまで、どのように、いつまでに、の形で具体的な行動基準として煮つめていきます。話し合いは原因分析を中心にして、その改善策についての話し合いです。

　上司と部下の二人三脚によって、能力開発は現実のものとなります。これらの能力開発は、システムや制度の有無

にかかわらず管理者としての当然の責務です。部下の成長や人材活用に人事考課が有効となり得るかどうかは、正に事実に基づいて公平な評価をしようという人事考課に対する上司の姿勢いかんといえましょう。

(4) 目標面接と育成面接

人事考課は目標面接があって初めて有効となります。生き生きとした組織は一人ひとりの目標が明確になっています。そしてメンバーの一人ひとりが全体目標をしっかりと理解し、その中で個人目標の役割分担を果たすために努力しています。このような組織では、部下各人への期待基準は、あらかじめ本人にはっきりと明示されているわけです。

「人は期待されることによって育つ」ことは事実であり、管理監督者の役割遂行の姿勢が鍵となります。部下は、自ら努力すれば達成できる目標を立てて、そのことを上司から期待され、励まされたとき最高の力を発揮します。しかし、反対に、事後に「私はあなたにこういうことを期待していたのに、あなたはまったく私の意向に沿っていない」などと言われたら、あなただったら、その上司に対して、どういう感情を抱くでしょうか。これらの言動は上司への不信感を募らせるだけではないでしょうか。

したがって、人事考課の実施に当たっては、事前の期待基準の明確化は絶対に必要です。目標面接を抜きにして人事考課を実施することは考えられないということになります。そこで、この目標面接を進めるに当たって、上司とし

て心がけていなければならない点は、部下一人ひとりをどう育てるかというビジョンを持つことです。そのためには、現にだれが、どんな課業（仕事）を受け持っているのか。また、あなたが責任を持つ病棟の各スタッフが、どのような課業を分担し合っているのかをきちんと掌握しておかなければなりません（図表28参照）。

　仕事の重複やもれをなくすためには、所轄の職場の全体業務を明らかにし、各部下の課業分担のありさまをはっきりと一目で分かる形（連名課業一覧表）に表してみます。こうすることによって、部下は職場全体から見て主要な課業を重点的にこなしているかどうかを確認することができます。逆にやめなければいけない仕事や雑用的な課業にムダな時間を費やしていることも分かります。さらに関連性のない課業をやっていたり、課業内容（単位業務や細切れ業務）を分割担当させているとか、ある特定の部下に質、量ともに過重な課業を分担させていることもチェックすることができます。

　能力を公平に正しく評価するためには、まず機会均等を図らなければなりません。"やらせもしないで、できないから"などということは言ってはなりません。やらせなければ、能力も適性も、また可能性も分からないからです。

　以上から部下それぞれの課業分担は、部、科内では、職能資格等級別の職能をベースにバランスのとれたものにします。これらの基本的な事項を踏まえたうえで、部下一人ひとりが持てる力を十二分に発揮できるように温かく見守

り、指導、援助や意欲向上への動機づけを行います。また明るく楽しく仕事が遂行できる職場環境づくりと楽しい仕事の創造（良い仕事）を行い、部下の能力に見合った適切な職務編成を行います。これが管理者のメイン業務でもあり重要な役割（権限と責任）です。あれこれ考え、頭を使う創造的な良い仕事は管理者（部長、師長）がやり、部下は単純業務の繰り返し業務だけ、部下は管理者の単なる手足で、作業者であり、指示されたとおりに正しくやればよいとか、また、規定や規則、手続きに従って与えた仕事をそつなく遂行してくれればよいでは、これからの医療改革や産業構造の環境変化に対応することはできません。

　人事考課の果たす役割の中で最も重要な点は、部下、各人が問題意識を持ち、現状職務の見直しと改善に取り組む前向きな姿勢を醸し出すことにあります。

　一人ひとりの職能開発と組織人としてのマインドの醸成です。部下一人ひとりの職務の遂行状況や情意や能力面の長所・短所を十分に分析、把握することによって、指導、育成ポイントを見つけ出し、各人の能力と意欲の向上につなげます。

　人事考課を育成に結びつけるためには、職務基準は部下の能力レベルよりやや高めに設定し、長期達成目標を織り混ぜたり、成功体験を持てる目標を意識的に設定するようにするのがコツです。育成につながるフィードバックのあり方をよく勉強して次につなげることが大切です。

図表28　面接者マニュアル

1．良い面接者・良くない面接者チェック表

目標面接によって部下一人ひとりの能力の向上を図り、公正な人事考課を実現していく担い手は部門の直属の上司である。
次に「良い面接者・良くない面接者」「面接の心構え」等のポイントをまとめたので参考にしていただきたい。

良い面接者	良くない面接者
・面接時間を状況に応じて調節できる。 ・部下に合わせて話を展開できる。 ・部下の発言内容を的確に理解して聞く。 ・聞き上手で、部下に対する気配りがある。 ・部下を受け入れようとする。 ・落ち着いて好印象を与える。 ・必要な手掛かりを見落とさないで、核心をとらえていく。 ・行動事実に基づいて判断する。 ・個人的な利害関係にとらわれない。 ・偏見なく、分析的に部下を見ようとする。	・面接時間が長すぎて間延びする。 ・話す内容がちぐはぐだったり、混乱していたりする。 ・部下の発言内容を聞き間違える。 ・議論好きで、とかく口数が多い。 ・自己中心的である。 ・感情が不安定（いらいらや不快感を表情に出す）。 ・物事の上っ面しか見ず、その背後にある重要な事実を見落とす。 ・すぐに部下を評価、批判したがる。 ・個人的な利害関係にとらわれる。 ・偏見、先入観、固定観念で部下を見る。

面接の心構え

1. "聴く（聞く）"姿勢で臨む。（共通的理解）
2. 部下が話し終えるまで聞く。（発言を妨げない）
3. 批判的、批評的態度をとらない。（良い悪いを言わない）
4. 否定的な言い方をしない。（"ダメ"発言はダメ）
5. 共通の地盤に立つ。（いっしょに考える）
6. 感情的にならない。（言い争いをしない）
7. 早合点をしない。（十分に時間をかける）
8. あら捜しや揚げ足取りをしない。（部下が嫌がることをネチネチ言わない）
9. 本筋を外さない。（話すときは焦点をはっきりさせる）
10. 気楽に自然に話す。（格式張らない。威圧をしない）
11. 気兼ねなく尋ねさせる。（質問には快く応じる）
12. 努力は認めてやる。（良いところはほめる）
13. 励ます、労をねぎらう。（思いやり、気配り）

2. 目標面接の進め方とポイント

目標面接の進め方と各段階でのポイントは次のとおり。

手　順	ポイント
話し合いの雰囲気を作る。	・率直に話しやすい雰囲気で。 ・対話については対等な立場（パートナー）で。 ・いきなり本題に入るのではなく、近況などの雰囲気作りから始める。
面接の目的を明確にする。	・目標面接の目的を述べ、共通の基盤を作る。 ・今後の目標設定について話し合い、結論を導き出す。
上司としての考えを明確にする。	・部門目標や方針、そして上司としての期待を説明する。 ・部下の立場や等級を考慮した上で、上司としての考えを説明する。
話し合いを前提に目標を設定していく。	・今期の目標を具体的に確認して決める。 ・具体性、到達可能性、チャレンジ性のある目標設定を心がける。例えば、 ①目標を数値で表す ②到達時点での結果や成果を理解させる。 ③改善点・改良点を伝える。 ④質的内容の向上を伝える。 ⑤完了の時間的制限を伝える。 ・一方的な押し付けをしない。
上司として協力・指導援助できることを話す。	・目標の遂行責任者としての部下の立場と、協力・指導援助者としての上司の立場を明確にする。 ・執務態度の重要性を理解させる。 ・能力開発についての部下の意欲を喚起させる。
上司に対する部下からの要望事項を聞く。	・目標達成に関して上司への要望があれば具体的に聞く。 ・部下の要望事項に対しては、部下の意思を尊重して答える。
激励し、面接を終了する。	・部下と確認した今期の目標をもう一度再確認する。 ・最後に励ましと期待を述べて面接を終了する。
チャレンジカードのコピーを取り、各自1部ずつ所持する。	・上司はさらに1部をコピーし、上長に目標面接の概要を報告する。

3. 中間面接の進め方とポイント

中間面接の手順とその段階ごとのポイントは次のとおり。
中間面接は通常目標設定から3カ月終了時に行う面接である。しかし課題や問題が生じた場合はこの中間面接を随時行うことになる。

手　　順	ポイント
進捗状況を確認する。	・チャレンジカードを基に、目標に対しての遂行状況を確認する。 ・能力開発面の進捗状況についても確認する。
指示・指導を行う。	・部下の努力不足と判断した場合は、期待目標を再確認させ、追加指示・指導を行う。 ・遂行方法・手段に誤りがある場合は、適切なアドバイスを与える。
対応策を検討する。	・現状把握、問題点発見の後、解決策を話し合って検討する。 ・現在までの情勢の変化を分析し、必要な追加指示・変更・修正を行う。
部下の要望を聞く。	・目標達成に必要な部下の要望を聞く。 ・要望事項について、部下の意見を尊重して回答する。
激励して中間面接を終える。	・期日までの職務目標を部下と確認する。 ・最後に励ましと期待を述べて面接を終了する。

4．育成面接の進め方とポイント

育成面接の進め方と各段階でのポイントは次のとおり。

進め方	ポイント
話し合いの雰囲気を作る。	・柔らかい雰囲気を作る。 ・いきなり本題に入るのではなく、近況などの雰囲気作りから始める。 ・部下にねぎらいの言葉をかける。
面接の目的を明確にする。	・育成面接の目的を述べ、共通の基盤を作る。
上司評価の内容を説明する。	・目標の達成・遂行度を説明する。 ・自信をもって堂々と結果評価を説明する。
事態改善について話し合う。	・今後の事態改善について、上司のアドバイス（改善する点、注意する点、育成する点）を明確に伝える。 ・部下の自己申告（意見・要望）も考慮し、事態の改善について話し合う。
事態改善のプランを設定する。	・目標の変更と修正、業務改善、能力開発の各プランを設定する。 ・事態改善のプランを部下と確認する。
育成面接を終える。	・次期の目標について概要を打ち合わせる。 ・今期の部下の努力を再度ねぎらい、次期への期待の言葉を述べ、面接を終える。

3　人事考課をするには基準が必要

　現在の人事考課は、能力の発展段階に応じて職能資格制度をベースに制度化されています。それぞれの能力グレード（職能資格制度）による人事考課でなければ、不公平で雑駁な考課になってしまうでしょう。期待基準の異なる者を一緒にして考課することはできないからです。レベルの異なる2年生や4年生また6年生を一緒にして考課してだれが一番良い仕事をしたか…だれが一番能力があるかを聞いても、あまり意味がないからです。また、以前のように勤続、学歴、性別等を基準にする人事考課を認めるわけにはいきません。

　勤続の長い者は能力がある…学歴の高い者は良い仕事をする…男性は必ず女性より優れている、立派であるといえるでしょうか…性別、勤続、学歴など、努力しても変えることのできないファクターをベースにして処遇を行う有意性があるかどうか…です。

　性別は別にしても、学歴、勤続＝能力と言いきることができないからです。しかし、多くの病院では、勤続、学歴を人事処遇の基準に使っていますし、また、使ってきたのです。

　この基準はだれが見ても分かりやすいというメリットはありますが、何も努力しなくてよいこと、また、見方によれば差別をするための基準であること…あきらめさせる…

図表29 職能資格

職能資格等級			等　級　定　義
層	等級	資格呼称	
統括専門職能 M	9	ゼネラル・マネージャー（G・M）	〈管理統括・高度熟練専門業務〉 高度な経営能力を有し、大単位組織を統括できる職能段階 永年の深い経験と熟練によって行う極めて高度な複雑判断業務を遂行できる職能段階
	8	マネジメントマネージャー（M・M）	〈上級管理指導・熟練専門業務〉 高度な管理能力を有し、中単位組織の統括と企画立案を遂行できる職能段階 永年の深い経験と熟練によって行う高度複雑判断業務を遂行できる職能段階
	7	マネージャー（M・M）	〈管理指導・高度熟練専門業務〉 管理能力を有し、中・小単位組織の統括と企画立案を遂行できる職能段階 永年の深い経験と熟練によって行う高度複雑判断業務を遂行できる職能段階
指導監督職能 S	6	アシスタントマネージャー（A・M）	〈上級指導監督・上級判断業務〉 基本的管理能力を有し、小単位組織（担当範囲）の統括と指導監督により判断業務を遂行できる職能段階 永年の経験と熟練によって行う上級判断業務を遂行できる職能段階
	5	チーフリーダー（C・L）	〈中級指導監督・中級判断業務〉 自らも判断業務を遂行し、後輩を指導できる職能段階 永年の経験熟練によって行う中級判断業務を遂行できる職能段階
一般職能 J	4	リーダー（L）	〈初級指導監督・初級判断業務〉 自らも判断業務を遂行し、熟練を要する業務を遂行するとともに一般職員をリードできる職能段階
	3		〈複雑定型・熟練業務〉 概略的指示により、経験と熟練によって行う複雑定型業務を遂行できる職能段階
	2		〈一般定型業務〉 一般的指示、または定められた基準に従い多少の経験によって行う一般定型業務を遂行できる職能段階
	1		〈補助・単純定型業務〉 具体的指示、または定められた手順に従って補助及び単純定型業務を遂行できる職能段階

◇等級昇格試験は、2カ所に設定する。（4→5・6→7）
◇代行職は当該役職とみなす。
◇初任格付けは各学校を標準的に卒業した年齢ではりつけ、3等級までは
◇昇級年齢の○内数字は滞留年齢を示す。
◇理論モデルとは各等級職能を○内数字で獲得したいという期待（モデル）

等級フレーム(例示)

対応役職		昇格年数		
統括職	専門職	初任格付け(例示)	最短モデル	理論モデル
院長 / 副院長 / 実施長 / 局長 ↕ 部長 ↕ 副部長 ↕ 師長・課長	部長 ↕ 課長		48才	
			42才 ⑥	
			37才 ⑤	
主任・係長 ↕	係長 ↕		32才 ⑤	
			28才 ④	
		博士卒	24才 ②	25才 ③
		修士卒 大学卒 専門学校4年卒	22才 ②	22才 ③
		専門学校2・3年卒 准看護学院2年卒 短大卒	21才 ① 20才 ②	21才 ① 20才 ②
		専門学校1年卒 高校卒	19才 ① 18才 ②	19才 ① 18才 ②

自動昇格とする。

滞留年数。

逆転不能で努力否定のファクターといえましょう。これらのファクターを大事にする人事賃金等の処遇基準を年功基準といいます。ですから、年功主義体制をとっている病医院で人事考課を実施しても、組織は遅滞ムードで一向に士気は上がりません。どんなに頑張っても逆転はできないのですから…。

　そこで、年功主義に代わる制度として、職能資格制度を基本軸にした逆転可能な能力主義人事のシステムをまず導入し、人事考課も能力主義に切り替えることが大切です。能力主義の人事考課となりますと、当然に勤続年数とか、学歴は排除し職能資格等級をベースにした職務遂行能力を考課することになります。職能資格等級3等級の期待基準に対して、どの程度の能力を充足しているのか、仕事の結果を通じて判定します（図表29参照）。

　このとき、大切なことは、例えば3等級という職能レベルに見合った仕事を与え、その仕事の結果を3等級の期待基準（等級基準）に照らして上回っていたのか、下回っていたのかで能力を判定します。3等級のレベルの者に、チャレンジの4と5等級の仕事を与えたり、また、逆にレベルの低い2とか1等級の仕事を与え、結果＝能力と評価するわけにはいきません。能力のレベルに応じた評価でなければ能力の判定はできません。

　職能資格制度の理念は、職員一人ひとりの自主性と自覚に基づいた個の尊重を中心に職員の成長を期待する能力開発制度です。言葉を換えれば職員一人ひとりのロマンと努

力を支える制度です。その中身は、等級基準、習熟要件と修得要件です。習熟要件とは「能力レベルに応じて4等級の資格の人にはこの仕事がこんなレベルで完全にできることを期待します」等々、どんな仕事が、どの程度できる必要があるか、仕事の高まり、広がり、深まりを加え習熟度合いを明らかにしたものをいいます。また、修得要件とは、この仕事をやるためには「こんな勉強をしておかなければなりません。勉強する、知識、技術、技能はこれこれですが、この知識については、通信教育とこの職務関連の書物を読んでおいてください。しかし、この通信教育を受講するのと、この書物を読んで勉強するのは自己啓発ですよ。この知識やこの技術については、師長の私がOJTで教えます」。このように、能力主義に基づく人事考課を実施するためには、基準をつくりこの基準で考課しなければなりません。この基準は病院内の全職員に公開されますので、他人よりも速く上位等級の仕事を覚えたいとか、現在、自分がこなしている仕事のレベルや能力のレベルの位置づけがはっきりとだれが見ても確認できるようになっていなければなりません。

　チャレンジ意欲や、勇気が自然に湧いてくる仕組みになっているのです。基準があるので人事考課で能力のギャップをしっかりと把握することができますし、その不足点の能力開発に取り組むことが可能になるのです。自己評価は自己啓発に、また上司評価はOJTに直結し、さらなる飛躍に結びつけていきます。

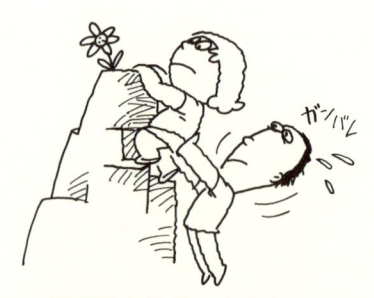

効果的なサポートをする

(1) 人事考課に対する不満と期待される上司像

人事考課は職員の能力開発や昇格、昇進、適材適所配置および組織の活性化に、絶対に欠かせない制度です。しかし、その活用の方法を誤りますと多くの問題が生じます。部下の一番多い不満は、

① 考課者によって人事考課に差が生じる
② 考課者の評価能力に疑問を感じる
③ 公正、公平な感じがしない。なぜと質問をしても適切な説明がない

がワースト3にのぼります。

以上の3つは、どこの組織においても必ず指摘される問題点です。その他では、人事考課が㊙で行われている、客観性がなく活用目的も不明確である、等々です。最近これらの人事考課の不満や意見、相談が特に多くなっているような気がします。

人事考課の基準づくりや、基準を使っての人事考課者訓練をいかに進めたらよいのかの質問も結構あります。特に

病医院で人事考課の話をしますと、部下のスタッフのほうから決まって、部長や師長は、私たちの現場をほとんど見ていないし、また、仕事の中身をよく知らない。そんな人たちが考課者になれるのですか…など、根幹に触れる問題がたびたび提起されます。

　師長、主任さんにも、いろいろと言い分はあるでしょう。私もプレイングマネジャーとして現場に入っているスタッフの一人です。また、スタッフの行動の観察記録はエンマ帳のにおいがして抵抗を感じます等々。しかし部下からは、うちの上司は、勉強をしていない、専門知識についての指導はほとんどない等、非常に厳しく師長、主任を評価しています。

　人事考課は部下の行動改善や能力を引き出し、部下の能力を100％以上に活用する道具の一つですが、この本来の目的を忘れてしまいますとエンマ帳になってしまい、抵抗を感じる等の意見を持つ管理者も中にはいます。一方、部下から見た"期待される上司像"として世間で一般的に評価されている上司像を2～3拾ってみますと、

　① 明確な目標と方針を示し、的確な指示を与えてくれる上司
　② 仕事の権限を大幅に委譲し、自由に仕事をさせてくれる上司
　③ 常にチャレンジングな目標を与え刺激を与えてくれる上司

の順で、逆に、意欲をなくした上司の行動としては、

① 指示や方針を安易に変更した
② 責任を回避する
③ 自分の考えにこだわる
④ 独断的な仕事のやらせ方
⑤ 仕事の結果や能力を無視する言葉を使う
⑥ すぐに感情的になる

等々が主なものです。

また、経営者が期待する管理者像は、大方、次のとおりです。「いかに有能な管理職といえども、自分一人では何もできません。したがって、常に人材の開発と人材の活用を念頭におき、部下育成に全力を傾注してほしい。管理職は何でもかんでも仕事を抱え込み自分で消化しようと思ってはいけない。部下には1ランク高い仕事を任せ、自分自身も1ランク高い仕事ができるように部下を指導し自己啓発に励むべきだ。ついつい部下の仕事ぶりがまどろこしくて、自分がやったほうが早いからといって手を染めてしまうのは、問題だ。部下にもチャンスを与えなければ、いつまでたっても部下は育たないじゃないか、またやらせてみなければ能力は分からない、やらせもしないで、できないなんて言ってはならない」等々です。

これらは多くの経営者の意見や要望ですが、故・松下幸之助さんは、"管理者の役割と心構え"について次のように言っています。「"指導力というものの中心は、指導しようとする意志の力である""部下に任せる。やがて、部下は自分以上になるだろう。そういう人を多く擁している会

社は発展する"」と……。

(2) 人事考課で取り上げる能力とは

　人事考課はあくまでも手段です。人事考課実施によって"自己の職務"を見つめ、自分の働きに対して新しい「行動」への気づきを誘うものでなければならないと思います。一人ひとりのこうした認識と行動が組織の活性化（モラールアップ＝意識改革）の源泉となるのです。

　さて、ここでは人事考課で取り上げる能力の定義を明確にしておかなければなりません。一般的に能力とは一言でいえば、何がどれくらいできる（できた）かということです。できる（できた）ということは、本人が担当している職務を通じて発揮した能力の高さです。すなわち、能力は発揮能力（顕在化能力ともいう）と保有能力の２つの側面から把握することができます。保有能力は、その本人が身につけている技能度、習熟度の高さであり、職員として、社会人として、人間として何がどのくらいできるか、また、本人が将来、何がどれくらいできそうかまで含めた能力を言います。このように能力は範囲と広がりを持ちますが、能力の把握は"媒体"を通してとらえることができます。人事考課の対象とする媒体は日常の職務行動の結果（事実）そのもので、その結果を通してある一定期間の発揮能力を把握するのが人事考課です。発揮能力も細かくいえば、仕事の成果そのもの（成績考課）と、成果を上げるために頑張った仕事への取り組み姿勢、態度（執務態度考課とか、

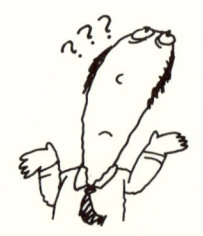

記憶に頼った人事考課はダメ

または情意考課という)、および成果や結果から能力状況(能力考課)を把握します。この能力状況はわが病院の期待像(人材像・職能像)を段階別(職種別職能資格制度)に整理・分類した等級基準に対し何がどの程度優れているのか劣っているのか、何がどうであったかを冷静に客観的に分析し、その充足度を確認します。

以上から、理解されたと思いますが、人事考課は非常に限られた分野だけの狭義の能力です。能力考課で見る能力とは、現在到達している能力の高さの判定です。能力は現在進行形で今日現在の力を確認するのに対し、仕事の成果(結果そのもの)とか、仕事への取り組み姿勢、態度は、過去の一定期間どうであったかの結果そのものです。一過性的な性格そのものですが、現在到達している能力の把握(能力)は、過去の蓄積(成果、修得、習熟)です。累積された成果、修得、習熟が能力そのものなのです。

さて、能力は大きく「基本的能力」と「精神的習熟度の能力」の2つに分類することができます。「基本的能力」とは能力の中核をなすもので、知識、技能、体力をいいます。人が目的を持って行動を起こすとき、最小の費用をも

って最大の効果を得るためには、いかなる方法でやるのがよいのか等、まず、その目標達成に関連する知識、技能が必要になります。いかに完璧な知識を持っていても、それを実際に遂行する技能を持ち合わせない限り、目的は遂げられません。しかし、いかにすばらしい知識や技能および情意が旺盛であっても、経験が乏しいと良い成果が上げられない場合があるのです。判断力とか、折衝力、指導力等は経験を積めば積むほど、円熟します。能力は経験の広がりの中で発展していくといえるでしょう。このように経験によって広がる能力を精神的習熟度といいます。

　以上、能力は成績、仕事への取り組み姿勢（執務態度）、基本的能力、精神的習熟度の4つの側面から把握することになりますが、実際の考課は仕事の結果を媒体にして能力を分析的にとらえることになります。

　ここで大切なことは、分析考課をしっかりと行うことです。人事考課を能力開発や人材育成に結びつけるとすれば、どの点が優れ、どこが劣っているのか、一つひとつの考課要素ごとに分析し、そのギャップ解消に向けて、対応策を講じていかなければなりません。また、人事考課は絶対考課論（基準主義に立つ考課）で構築します。基準があるから教育に結びつけることができるのです。すなわち、人事考課制度の確立によって職員個人の能力開発を出発点に人材の育成→能力発揮→評価→賃金処遇の各人事賃金処遇システムの好循環サイクルを回す基本ベースができあがり未来への希望が生まれます。

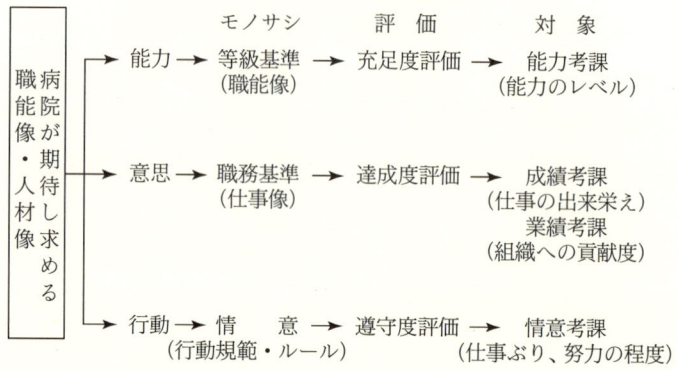

図表30 育成、加点主義絶対考課の仕組み

```
                    モノサシ         評価           対象
病 職
院 能  → 能力 → 等級基準  → 充足度評価 →  能力考課
が ・        (職能像)                (能力のレベル)
期 人
待 材  → 意思 → 職務基準  → 達成度評価 →  成績考課
し 像        (仕事像)                (仕事の出来栄え)
求                                    業績考課
め                                    (組織への貢献度)
る
       → 行動 → 情  意  → 遵守度評価 →  情意考課
              (行動規範・ルール)      (仕事ぶり、努力の程度)
```

　この人事考課制度を確固たる制度にするためには、チャレンジ、面接制度、人事考課の公開、自己評価、多面的考課制度等々、人事考課制度を補完するサブの諸制度を構築しておくことが大切です（図表30参照）。

(3) 人事考課実施に当たっての基本ベース

　個を見つめ、その時、その所で、その人に対しての"適宜、適切な目標を明示"し、その達成度を確認します。期待像（基準）はあらかじめ本人にはっきりと明示されていなければなりません。

　これが人事考課成立の条件となるからです。また、「人は期待されることによって育つ」ことは事実であり、管理者の役割姿勢や部下育成に対するマインドが人事考課の成否の鍵を握るといえましょう。

　さて、病院の期待像は、経営方針や事業計画として明示

し、その方針計画を受けて、上司は部下の能力（職能）に適した仕事を適切に割り当て、その仕事の達成方法や手段について上司と部下が一緒に徹底的に考えます。

その実施に際しては、上司は部下の自主性をできるだけ尊重し、仕事を任せ、その仕事のプロセス管理や達成責任についても全面的に部下に委ねます。当然に上司も評価を行いその結果を部下にフィードバックしますが、この時"評価と育成"の個別管理のベースになるものは、「個人別課業（仕事）一覧表」と「チャレンジカード（能力開発カード）」等の道具立てです。

チャレンジ課業や定型的繰り返し課業、流動的プロジェクト業務、役割業務等の設定状況等、資格等級にふさわしい課業配分になっているか、チャレンジ業務を含めて能力開発に結びつく内容になっているか、未経験課業をやらせるなどの職務拡大の配慮をしているか、責任の所在が不明確な課業はないか、等々、まず、仕事の配分一覧表（連名課業一覧ともいう）を作成してみることです。

人事考課の実施は、部下に与えた課業別遂行度をスタート点に課業の一つひとつの達成度を評価する、これが人事考課の基本です。

従来の執務態度が良いと成績も良い、能力も優れているといったアバウトな人事考課では、部下も納得しないし、また客観性も信頼性もない考課になってしまいます。これでは人事考課を実施した意味もないし、組織活性化に結びつけることは到底できません。

4　人事考課を実施するためにはまず目標を明確に

　すでに明らかなように、人事考課に最も必要なものは考課基準の設定であり、一つは職能資格制度を入れ、職務調査を実施して、職種別等級別職能要件を明確にすることですが、もう一つは、上司と部下との期の初めにおける目標面接が前向きで、確実に行われることが条件となります。特に加点主義人事考課を推進するには、目標設定が重要であるといえるでしょう。次にこの問題を考えてみることにいたします。

(1)　加点主義目標面接の進め方

①　目標面接がポイント　（図表31）

　期の初めに上司と部下が、しっかり話し合いながら目標設定する作業を目標面接といいます。この目標面接がなければ、能力主義は成立をしませんし、実は成果主義も成立しないのです。すでに前に述べたように、今後は、人事は能力主義であっても、賃金については45歳以上は漸次成果主義に切り替えていかざるを得ませんが、その成果主義は、本人の役割およびその達成度によって決まっていく賃金ですから、役割の評価やその業績評価が不十分では、成果主義賃金は成立し得ません。さらにもっと大切なことは、その役割の設定が確実に本人の意思、チャレンジを含んだものでなければなりません。一方的に"きみ、あれをやれ

図表31　目標面接がポイント

人事：能力主義

賃金：成果主義（45歳以上）　⇐　目標面接（C.B.O）

評価：加点主義

これをやれ"と言っておいて、そのやる仕事が低いから低い賃金では到底納得もできませんし、またそれでは組織の活性化・企業の発展を推進することは、到底おぼつかないものになります。

　そこで、このような成果主義を進めるうえにおいても、期の初めにおける前向きの加点主義目標面接制度が整備されることが条件となります。また、評価はこれからは粗さがしではなく、一人ひとりの長所を見つめ、伸ばしていくという加点主義に切り換えていかざるを得ませんが、その加点主義評価制度を整備するにおいても、加点主義的な目標面接が行われていることが必要です。

　このように考えますと今後は、人事は能力主義、45歳以上の賃金は成果主義、そして全般的に評価は加点主義という方向で、日本の人事は動いていくことになりますが、このいずれの人事を成立させるためにも、まず何よりも、目標面接制度がポイントになるということがいえるでしょう。目標面接がいいかげんでは能力主義もあり得ない、成果主義も成立しない、加点主義も成立しないということになりかねません。上司は目標面接の重要性を改めて再認識し、確実にこれを推進していくことを心に誓ってください。

図表32　加点主義とは

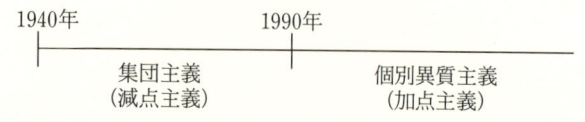

```
1940年        1990年
  |─────────────|─────────────|
       集団主義           個別異質主義
     (減点主義)          (加点主義)
```

イ．集団画一主義（集団の論理＞個人の論理）

$\left.\begin{array}{l}待　　　つ\\自　己　否　定\\無　思　考\end{array}\right\}$ 背いたら減点 $\left[\begin{array}{l}共通目標（戦争完遂、飢餓からの\\脱出）がある時代はエネルギーを\\集中させることができた\end{array}\right]$

ロ．個別異質異能主義（両者の対等参加）

$\left.\begin{array}{l}チャレンジ\\自　己　主　張\\思　　考\end{array}\right\}$ 加点 $\left[\begin{array}{l}人間尊重\\職場風土の改革\\創造を求めて\end{array}\right]$

② 加点主義とは

では一体、加点主義とはどんなものであるのか、おぼろげながらすでに今までの説明でご理解いただけたと思いますが、より正確に加点主義とはどんなものかをここで説明し直しておきましょう。

図表32に従って説明します。

1940年から1990年頃までの50年間、わが国はいわば集団主義でした。1940年から5年間は"戦争完遂"、1945年から1990年までは、"豊かで平和な日本をつくろう"という集団の目標がしっかりしており、それがかつ強烈であったから集団主義が成立したのです。この集団主義とは、集団の論理を個人の論理よりも優先するというもので、この集団というのはいわば、「国家」「社会」「企業」をいうわけです。つまり企業の都合が100点満点、それに従えば100点だが、それに従わなければ減点するというもので、いわば

減点主義でもあるわけです。

　集団の指示・命令を待ってから動かなければなりません。勝手に動いたら減点されます。自分というものを表に出してはいけません。いかなる場合にも集団の論理が一人ひとりの論理に優先するからです。したがって、自己否定となります。また集団の指示・命令をいつでも受け入れられるように、頭の中はいつもからっぽにしておかねばなりません。つまり無思考です。

　この「待つ」「自己否定」「無思考」が集団主義の原則となります。これに背いたら減点されます。したがってこのような集団主義は、減点主義人事であるともいえるでしょう。過去の50年間は、共通の目標がありましたから、個人個人のエネルギーを集団に確実に集中させることができ、これが日本の戦後の発展を促したといえるでしょう。

　ところが1990年、日本はついに目標なき国家に変わりました。平和でかつ豊かな日本ができあがったからです。そうなりますと、価値観は多様化し、だれも集団の論理に従わなくなってきたのです。こうなりますとこの集団主義は、弱いものとなります。そこで企業は、時あたかも高齢化・国際化の中で、より組織を強化するために、従来の集団主義人事をやめて個別・異質・異能主義に切り替えていったのです。これを世に人事破壊とか、人事転換とか、人事革命と呼びます。

　いわば1990年以降、集団の論理と個人の論理を同等、またある場合には、個人の論理の方を優先する考え方に変え

てきたのです。待つのではなく、言われる前に動く、言われる以上に動く、つまりチャレンジを優先する、また、自己を充足した後、自己をどこまでも主張させる、思い切ったことを何でも経営にぶつけていく、さらに思考、つまり頭の中をいつもグルグル回しながら改善・提案・工夫に挑ませます。

こういったチャレンジ、自己主張、思考を重んじる人事を加点主義人事といいます。つまり、集団主義の論理が100点であることは変わりありませんが、問題はその上に本人がチャレンジをし、自己主張をし、改善・提案・工夫を加えながら、何をどれだけ付け加えるかを重視する人事に変わってきたわけです。これを加点主義人事といいます。この加点主義人事に切り替えることによって、人間尊重、職場風土の改革・創造を求めての経営に転換することができるからです。

今、日本の企業は、7～8年前から従来の集団・画一主義人事を改めて、一人ひとりの異質・異能を認め、それを全面に押し出すような加点主義人事に切り替えてきたのです。病院においても、これからの考え方は、一人ひとりが積極的に主張し、より高いサービスを創造し、顧客満足を高めながら経営を発展させていくことが、より重要であることはいうまでもありません。それがいわば加点主義人事にほかならないのです。

③ 加点主義目標面接（C.B.O）

そこで、これからの目標面接も、できるだけ加点主義目

標面接に切り替えていくことが必要です。目標設定するにあたって、上から一方的に"あれをやれ、これをやれ"と言わない、それではまさに減点主義ということになりかねません。そうではなく、あくまでも本人のチャレンジ、本人の創造意欲を引き出しながら、それを目標に結びつけることによって、本人の動機づけを高めていく、それをC.B.Oといいますが、このようなC.B.Oの目標面接を進めていくことが必要となるのです。

　C.B.OのCとはChallenge・CreationそしてCourageousのCです。By Objectivesつまり目標設定の中で、挑戦と創造と動機づけを、より一層強めていこうとする目標設定のあり方を加点主義目標面接といいます。

　これからの目標面接が重要であることは、すでに述べたとおりであるわけですが、それはどこまでも加点主義目標面接であることが求められます。Management By Objectives目標による自主管理、いわばノルマ管理では人材を活かすことはできません。人材を積極的に活かしていくためには、ノルマ管理ではなく、あくまでも本人の意思による職務の創造を通じて、働きがいを高め、意欲を高め、経営をより挑戦的・創造的にしていくことが求められるわけですが、それがC.B.Oにほかなりません。

　では、そのような加点主義目標面接制度つまりC.B.Oのフレームを考えてみましょう。

　詳しくは後で述べることにします。

④ 成果主義賃金と加点主義

　成果主義賃金というのは、すでに述べたように、本人の役割とその達成度で決まる賃金です。したがって、問題はその役割の設定が、本人の意思と反して、また本人の能力と無関係に決まっていたのでは問題となります。能力はあるのに低い仕事をやらされ、仕事が低いからといって低い賃金、また本人がうんとチャレンジしようと思うのに、それを無視して役割を設定し、それで低い賃金というのでは納得は得られません。

　成果主義賃金を今後は45歳以上層には是非とも入れていかねばなりませんが、その場合、その成果主義賃金を成立させるためには、どこまでも本人の意思・能力・適性に応じて仕事を設定していくことが望まれるのです。

　そこで、目標設定において、どこまでも本人の意欲を引き出すような形で、設定されることが望ましいのです。それがいわば加点主義の方向であるといえます。したがって、このような職場理念を加点主義に切り替えてこそ、成果主義賃金も有効となるといえるでしょう。職場風土が減点主義では、成果主義賃金は絶対に成立しませんし、それでは本人の納得も得られません。

　配置というものは、組織全体の都合によって行われますが、これはしかたありませんが、配置された先々で、本人がいろいろと改善をし、工夫をし、提案をし、チャレンジしながら、業務をより高めていこうとする意欲が大切で、その意欲を引き出すのが加点主義にほかなりません。

図表33　C.B.O（加点主義目標面接）のフレーム

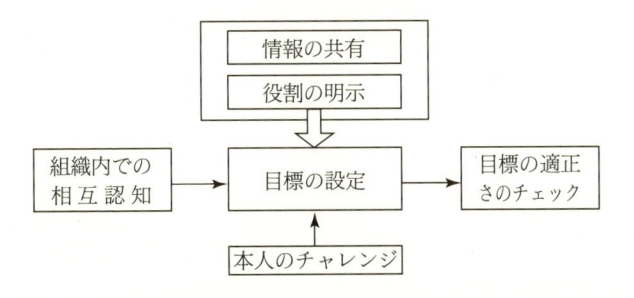

```
         ┌──────────────┐
         │  情報の共有   │
         ├──────────────┤
         │  役割の明示   │
         └──────┬───────┘
                ↓
┌────────┐  ┌──────────┐  ┌────────────┐
│組織内での│→│目標の設定│→│目標の適正  │
│相互認知 │  │          │  │さのチェック│
└────────┘  └─────┬────┘  └────────────┘
                  ↑
          ┌──────────────┐
          │本人のチャレンジ│
          └──────────────┘
```

　このような加点主義をベースとして、はじめて仕事に応じた処遇、つまり成果主義賃金が成立をするといえます。

(2) C.B.Oによる目標面接の概要

① C.B.Oによる目標面接のフレーム

　C.B.Oというのは、すでに述べたようにChallengeのC「挑戦」、Creation「創造」のC、Courageous「動機づけ」のC、By Objectivesつまり目標設定する中で、本人の挑戦と創造をできるだけ引き出しながら、それを通じて本人の意欲づけを行っていくという目標面接をいいます。

　では、このような加点主義目標面接を進めるためには、どのような仕組みが必要であるのでしょうか。その加点主義目標面接のフレームを考えてみることにいたします。

　図表33がそれです。加点主義目標面接は、大きく5つのフレームからなります。まず最初のフレームが、情報の共有化と役割の明示です。本人の向こう6カ月ないし1年間の目標を設定するにあたって、まず情報を共有化すること

が大切です。

"一体今期、トップはどのような思いで経営に望もうとしているのか、病院全体をどのような経営計画で業務を進めようとしているのか、また最近の技術の変化はどうなのか、業界の動きはどうであるのか、日本の医療・経済・社会の全体的な流れはどうであるのか"。こういったことを各人がしっかり共通に胸にもつことによって、組織はより一層活力あるものと変わっていくのです。

トップが何を考えているのか分からないのでは、トップの熱き思いを実現していくことはできません。トップの熱き思いを、職場の一人ひとりが全部胸にたたき込んで行動を進めていってこそ、経営は伸びていきますし、トップも経営を思いきり伸ばしていくことが可能となります。

どんなに優れたトップも、トップだけでは業務は絶対に伸ばすことはできません。実際に業務を伸ばすのは、職場の一人ひとりであるからです。

そこでまず、すでにふれたようにトップの理念をはじめ、置かれている状況を、また経営の方向を、全部がしっかり理解することを情報の共有化といいます。集団説明、文章の配布、徹底した職場討議などを通じて情報の共有化をできるだけ進めてください。その情報の共有化を進めたうえで、各人が組織の中でどのような責任と権限を持つかを明示してください。役割の役とは、責任と権限ということであり、割はわりふりということです。職場の中において各人が、どのような責任と権限を割り振られているかを、は

っきり理解しない限り、どのような目標を各人が設定してよいか判断することはできません。

　まず役割、つまり各人の組織の中における責任と権限の割り振りを、十分説明してあげてください。この情報の共有化と役割の明示があってこそはじめて、各人の向こう1年間または半年間の職務基準、つまり業務目標を設定することが可能となります。

　これを受けて第2ステップが目標の設定です。つまり情報の共有化、役割の明示の後、1〜2週間おいたところで、上司と部下が徹底的に目標面接を行い、向こう1年間のまたは半年間の業務目標を細々と設定します。その目標の設定は、まず上司から是非やってもらいたいことを、役割に従って説明してください。本人も十分それを納得してください。それが了解されたうえで、今度は本人がそれに徹底的にチャレンジをおり込んでいく順番です。

　これが第3フレームです。上司から言われたことに、何を付け加えていくか、付け加えるものには3つあります。拡大のチャレンジ（より業務量を増やす）、革新のチャレンジ（より効率的なやり方に変えていこう）、創造のチャレンジ（今までにやっていない新しいことをやっていこう）です。このような拡大のチャレンジ、革新のチャレンジ、創造のチャレンジを本人が付け加えていくことをチャレンジといいますが、上司から言われた目標に付け加えられて、初めて有効な目標が設定されることになります。

　第4フレームは、組織内における業務はお互いに連帯を

もって行われるわけですから、だれがどのような今期の役割を持っているかをお互いが理解し合わなければ、スムーズに連帯して協力・協調の中で業務を推進することはできません。

　特に病院業務は、単独ではどうにもなりません。みんなの協力・協調の中で、連帯意識の中で業務を進め、サービスを高めていくことが必要となります。そこで一人ひとりが、どのような目標を設定し、その中にどのようなチャレンジが含まれているかを、みんなで確実に相互に理解し合うことが必要です。

　それがこの組織内での相互認知です。これは職場の話し合い、討議を通じて徹底されてまいります。そして、疑義があれば確実にお互いに疑義をただし合っておくことが必要となります。

　最後のステップは、目標の適正さのチェックです。目標があまりにも過大であれば、２つのことが問題となります。まず一つは、重労働化するおそれがあるからです。しかも、どんなに多くの労働時間を費やしても、達成度はお粗末とならざるを得ません。あまりにも業務が過大であるからです。つまり業務が過大であれば、労働時間の延長、サービス労働の増大、重労働化、健康の阻害といったことを招くおそれがあります。のみならず一方において、その目標が達成されないおそれが出てきます。とすれば、成果主義賃金であればどんなにがんばっても成果が上がらず、本人の処遇は低いものにならざるを得ません。

そこで、このような本人の意思を尊重する加点主義人事を進めるにおいて大切なことは、一方における公正担保機能です。目標の設定が果たして適正であるかどうかを、徹底的にチェックするようにしてください。このチェックは、上司が行うのみならず、職場内でも行うと同時に労働組合もこのチェックに参加していくことが求められます。

　労使関係は、1975年頃までは対立、1975年以降は協力という関係で今日まできましたが、これからは労使の担保機能、チェック機能というものが、より労働組合にとって重要な役割を占めるものと思われます。なぜならば、労働時間管理の弾力化、成果主義賃金の導入などが進めば、サービス残業の増加、労働時間の延長、成果主義賃金により惨めな処遇というものが生じてくるおそれがあるからです。そういった負の側面を排除する意味においても、目標の適正さのチェックというものが、従来以上により綿密に行われていくことが必要となります。

　加点主義目標面接のフレームは以上のように、情報の共有化、各人の責任と権限の割り振りの認知、目標の設定、本人のチャレンジのとり込み、組織内での相互認知、目標の適正さのチェック、これらの仕組みを全て満たしてこそ加点主義目標面接制度は極めて有効となり、職場を真に活性化させると同時に、人材の一人ひとりの能力を最大限に活用することを可能とし、それを通じて働きがいを高め、組織の発展を促していくことになるでしょう。

②　大切な上司の意識と役割

　先ほども述べましたが、能力主義人事における上司は、いわば車に例えるならばドライバーの位置づけです。どんなに車の性能が良くても、ドライバーがダメなら車はスムーズに動くことは到底不可能です。能力主義人事もそうです。すべての理念・制度が整備されていても、運用現場での段階で部下を持つ管理者の認識がお粗末では、また技能がお粗末では車は暴走し、事故を起こし、ポンコツとならざるを得ません。職場内における労務管理は絶対、事故は許されません。それが組織を害し、職員の能力を阻害し、やる気を低下させていくおそれがあるからです。そういった重要性を十分認識した上で、上司に課せられた責任と権限を確実に果たしていくことが、強くこれからは求められます。

　すでに述べたように、労務管理があってはじめて、人事管理は成立するのです。その労務管理は、上司の意識と行動によって左右されます。イ）情報をどうやって部下に確実に伝えるか、ロ）いかに組織の中における役割を正しく部下に伝えるか、ハ）本人の意思、チャレンジをどのように有効に引き出しながら、向こう６カ月または１年間の役割を公正に設定するか、ニ）その設定された役割を部下が確実に達成できるように、いかに職場内の相互理解と連帯感を高めながら、確実に部下を指導・育成し、部下の業務達成を推進し、援助していくか、ホ）さらにそれを通じて正しく部下を評価し、ヘ）その部下の評価結果を本人にフ

ィードバックし、足りない点を補うべくこれからの能力開発・業務改善にそれをいかに有効に結びつけていくか、ト）それを通じて部下の能力開発と能力の活用を最大限にし、働きがいと組織の活性化を進めていくか、以上7つが上司の役割であるといえます。いかに部下を持つ上司の役割が大切であるか、これを認知してください。

同時に、部下の役割が絶えず適正であるかどうかも、チェックしておくことを忘れてはなりません。上司本人がどんなにいい業績を上げても、部下をほったらかし、部下を育てないで結果を生み出しても組織は長続きはいたしません。所詮、経営が永続的に発展していくためには、全職員共どもに力を合わせて、発展していく以外にはないのです。したがって、部下を育て・活用してこそ、業務の達成度は高いといわねばなりません。

以上、いろいろと説明してきましたが、いかに上司の役割が大切であるかを認知しながら、これからの看護業務に励んでいただきたいと思います。

③ 目標のつくり方

人間社会では、人が集まるところ、必ず評価はつきもの、これが現実なのです。あの人…好き、嫌いまたは性格が良いとか、暗い、付き合いが良いとか、悪いとか——これも評価です。しかし、職場においての人事考課は、性格が良いとか、嫌いとかあるいは趣味とか…あの人は、いい感じ、いやなタイプ…など、自分の好みで評価されては、たまったものではありません。人事考課には厳然とした領域があ

るからです。

　それは、部下の職務遂行能力の評価に限定されます。その職務遂行能力は"媒体"を通して初めてとらえることができます。人事考課の対象とする媒体とは、日常の職務遂行行動の結果、事実そのものをとらえます。

　すなわち人事考課でとらえ評価する対象は、いまやっている仕事がどれくらいできるか、また、できたかの範囲の評価です。将来、何がどれくらいできるか、人間として、社会人として何がどれくらいできるか等は対象外であることを理解してください。

　さて、人事考課は、いまやっている仕事の評価であることは前述のとおりですが、その仕事は、当該期間に部下と上司で合意した職務基準が対象です。今期、やるべき目標（仕事）を部下が自主的に上申します。下から上へのボトムアップです。これをもとに目標面接がスタートします。

　賢い上司は、部下に対しあなたは何をやりたいですか……とまず尋ねるでしょう。仕事は与えてはならない、目標は上から与えますとノルマになり達成度は難しくなります。本人が自主的に目標を立て、しかも、その達成度について自己評価をします。自分で立てた目標ですから、何としてもやろうと意欲も湧いてきますし責任感も出てきます。ですから目標設定や評価は部下が主役です。目標の遂行状況やその達成度、原因分析を中心に話し合いを進めます。話し合いは、当面の課題だけではなく今後の2～3年後の中長期の育成目標について、何を、どうする、の具体的な

行動基準として示します。上司として心がけていなければならない点は、部下一人ひとりを、どう育てるかというビジョンを持つことです。

上司は部下一人ひとりが持てる力を十二分に発揮できる場を与え、そして温かく見守り、指導、援助や意欲向上への動機づけを行います。また、明るく楽しく、仕事を遂行できる職場環境づくりに努めることが管理者のメインの役割業務です。管理者として留意しなければならない点は、部下の力を発揮する場、機会（チャンス）をどう創り、どう与えることができるかです。

以下にそのポイントを整理してみました。

目標は加点主義で下からの盛り上がりによるチャレンジをホメ賛える設定方式で作成します。チャレンジは、人材を育てますし病院の未来をつくります。これらの加点主義目標面接（C.B.O）を真に成果あるものにするには、部下の自主性（参画、自己統制）を引き出す目標設定方式が優れたやり方です。この方法を成功させるためには、管理者の真のリーダーシップとマネジメント能力が必要なことは言うまでもありません。目標面接に臨む管理者の心構えを挙げれば次の4点です。

① 目標面接によって一人ひとりに生きがいと働きがいを与える面接であること。
② 管理者にとって、部下は、上下関係としてではなくパートナーである。また、そのような意識と行動が必要である。

③ 目標達成のため、病棟内、同一科内の問題点は、全スタッフで考え、その対策や手段を講じるなど情報の共有化を徹底する。
④ 部下への動機づけ、部下の価値観を理解し、その時、その所、その人に応じた目標面接に留意する。

目標は、病院の組織目標と個人目標の2つがあります。個人目標とは、いわば、各個人がどんな生き方をするのか、自己の価値観に基づく人生目標、職業観ともいうべきものです。

この組織目標と個人目標が一体になれば、個の成長イコール病院の発展につながります。組織目標イコール個人目標の状態を演出するのは、C.B.Oが接着剤になり、組織目標と個人目標を結びつけます。

① C.B.Oにより経営参画が図られる。
② C.B.Oによりチャレンジ目標が明確化される。チャレンジしたほうが有利だという仕組みやチャレンジ内容がC.B.Oのシステムを構成している。
③ C.B.Oは、基準主義による評価システムである。
④ C.B.Oは、目標づくりから全職員を参加させ、共通の基盤で理解と行動を一丸にして、目標必達を目指す制度である。C.B.Oによる面接に至るステップは図表34のとおりです。

人間は、だれでも他人から与えられた仕事はやりたくないと思う人が多いのです。

ですから、主役はあくまでも部下自身であり、上司は目

図表34　面接に至るステップ

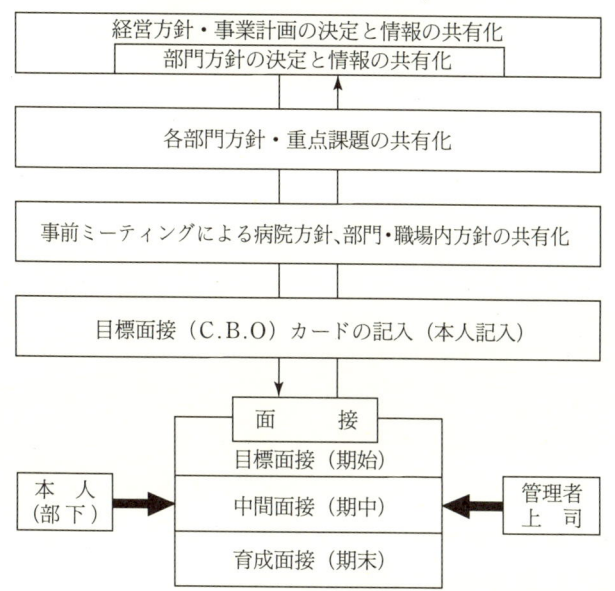

```
┌─────────────────────────────────────────────┐
│     経営方針・事業計画の決定と情報の共有化     │
│  ┌───────────────────────────────────────┐  │
│  │     部門方針の決定と情報の共有化       │  │
│  └───────────────────────────────────────┘  │
└─────────────────────────────────────────────┘

┌─────────────────────────────────────────────┐
│        各部門方針・重点課題の共有化         │
└─────────────────────────────────────────────┘

┌─────────────────────────────────────────────┐
│ 事前ミーティングによる病院方針、部門・職場内方針の共有化 │
└─────────────────────────────────────────────┘

┌─────────────────────────────────────────────┐
│   目標面接（C.B.O）カードの記入（本人記入）   │
└─────────────────────────────────────────────┘

              ┌─────────────┐
              │   面　接    │
              ├─────────────┤
  ┌─────┐    │ 目標面接（期始）│    ┌─────┐
  │本 人│ →  ├─────────────┤ ←  │管理者│
  │(部下)│    │ 中間面接（期中）│    │上 司│
  └─────┘    ├─────────────┤    └─────┘
              │ 育成面接（期末）│
              └─────────────┘
```

標達成のアドバイザーであり、サポート役であるという認識と役割に立ちます。

　しかし、黙っていますと、部下は自分勝手な考えで、病院の方針とか、病棟の方針などとは全く関係なく目標を設定することが往々にしてあります。このようなことがないように、部長や師長は、病院方針や事業計画を咀嚼して、分かりやすい言葉に置き換えて部下に情報を日ごろから流しておきます。このとき、部や各病棟の方針の大綱も併せて示します。この方針のもとに、部下は、わが部、わが病棟、わが科の役割期待を踏まえて"今、緊急の課題は何か。何を優先してやらなければならないのか"みんなで徹底し

て議論し合います。これが図の「事前ミーティングによる病院方針、部門・職場内方針の共有化」です。部下は上長が示した部門や病棟の大枠方針や目標、課題を達成する上で障害になる「問題探し」や、その対策、または、新たな目標の提案についてこのミーティングで十二分に話し合います。

　これらのミーティングを持つことによって、トップとの共通認識を持つことができるようになり、また、病院方針や病棟の課題が、身近なわが目標となります。これらのミーティングは、情報の共有化を図るためのステップで、部下自身の"気づき"を引き出します。

　個別の目標面接を成功させるために、欠かすことができない目標面接の前奏曲ともいえるものです。

　目標の共有化を図るポイントは
① わが部、わが病棟、わが科では何をやらなければならないのか、その目標は病院の経営方針や事業計画にどう結びつくのか。
② 各人から提案された新規目標の有効性、妥当性、緊急性、実現性、効率性等の検討。
③ 目標達成に向けての手段や方法等の有効性の検討。
④ その目標を達成するためのリスク対策は十分か。
⑤ 責任の所在が不明確な目標はないか。
⑥ Must目標（絶対目標）とWant目標（希望目標）の区分け

等々の論議を徹底的に行うことが大切です。これらのコン

図表35 職務基準設定のポイントメモ

上司は、目標面接に臨むにあたり、あらかじめ部下から提出されている「職務基準設定のポイントメモ」に上司と部下の目標ギャップの修正、設定ポイントなどの要点を次の手順でストーリー化しておきます。

被面接者	面接者
ストロークのポイント	職務拡大のプラン
なぜ 背景 職務基準を設定した背景情景を目に浮かぶようにていねいに説明します。	◆今期の当面の課題 ◆2〜3年後のキャリア形成目標、職務基準の達成度からギャップのある職務遂行能力を明らかにし短・中期の育成目標を計画的意図的に作成します。 ◆方法
ギャップの修正 上司と部下の目標ギャップをどのように説得するか、その手順、方法などを含めて何を、どうするの形でそのポイントを整理しておきます。	◇OJT 職務基準の達成度評価時にギャップのある課業別遂行度（仕事）について上司が仕事を通じて部下指導を行います。
設定ポイント 目標には組織として絶対に譲れない点、があります。また場合によっては譲れる点、があります。大局的な視点で整理しておきます。	◇Off. JT 仕事を離れて院外のセミナーや通信教育受講、学会派遣等によってO.J.Tの不足点を補います。
援助協力 上司として職務基準達成に向けての援助、協力事項は何か、具体的に何をどうするの形で整理しておきます。	◇SD 職務基準の達成度評価時に上司のO.J.Tと部下本人の自己啓発（S.D）に分けて能力開発を行うターゲットを明確（習熟、習得要件）にします。
エンディング 部下の能力、情意等優れている点を材料に激励の言葉、はげまし、動機づけの言葉をメモしておきます。	◇その他 ・部下の長所、短所 ・部下からの要望事項についての解答 ・労をねぎらう、はげまし、動機づけの言葉等をメモしておきます。

第6章 看護職と人事考課

図表36 育成面接（フィードバック）メモ

上司は、育成面接に臨むにあたり、あらかじめ「育成面接フィードバックメモ」にほめる点、注意する点などの要点を次の手順でストーリー化しておきます。

フィードバックのポイント		育成プラン
導入部	成績に及ぼした中間項について取り上げます。特段、取り上げる中間項（外部、内部、本人条件）がない場合は気候、季節の話題など一般的な雰囲気作りに留意します。まず、部下を気楽にさせます。	◆育成目標 　２〜３年後のキャリア形成目標、職務基準の達成度からギャップのある職務遂行能力を明らかにし短・中期の育成ビジョンおよび具体的な育成目標を計画的、意図的に作成します。 ◆方法
ほめる点	主に成績考課の中の優れている部分を取り上げます。成績考課で取り上げるものがないときは情意考課で優れている点を探してホメます。	◇OJT 　職務基準の達成度評価時にギャップある課業（仕事）について上司が仕事を通じて部下指導を行います。
注意する点	成績考課、情意考課の中のマイナス部分を取り上げます。	◇Off・JT 　仕事を離れて院外のセミナー通信教育受講、学会派遣等によってOJTの不足点を補います。
育成点	能力考課の中のマイナス部分を主として取り上げますが、これからの中長期にわたっての改善、開発すべき本質的な情意や能力についてもふれるようにします。	◇SD 　職務基準の達成度評価時に上司のOJTと部下本人の自己啓発（SD）に分けて能力開発を行うターゲットを明確（習熟、修得要件）にします。
エンディング	能力考課、情意考課の中で優れている部分について、今一層の伸長を期待し激励の言葉を添えるようにします。	◇その他 ・部下の長所、短所 ・部下からの要望事項についての解答 ・労をねぎらう、励まし、動機づけの言葉等をメモしておきます。

センサスができて、個別目標面接は有効なものとなると同時に目標面接がスタートするのです。面接は、期初の目標設定の「目標面接」、期中の「中間面接」(状況の変化により必要の都度行う「随時面接」)で職務基準の修正変更、加筆を行います。6カ月終了時に評価と反省および事態改善を踏まえて、次期目標につながる「育成面接」(結果面接)のステップへと連鎖していきます(図表35、36参照)。

　以上は原則的な面接の流れです。しかし、国の医療行政の改革および医療産業の変化の時代に、これからは6カ月前に立てた目標を1カ月でも見直し変えなければならない事態に直面する場面も往々に発生します。これからの仕事のやり方は、目標が決まったら、ただひたすらに走ればよいのではないということです。

　目標はこれでよいのか、よいとすれば計画とのブレを少なくするためには、どうしたらよいのかを考えながら、また、回りの状況を見ながら走ることが大切です。部下本人は無論のこと、上司は僅かな兆候や傾向、サインを見逃さず、早め早めの対応が必要ですが、状況の変化を見抜く力においては上司に一日の長があります。だから上司といえるのではないでしょうか。上司は暖かく部下を見守り適宜適切にアドバイスを行います。今、ただちに対策を考え現状をプロモートしなければならない問題、兆候、傾向、サインを見逃さず、今から少し先を、また将来を見て検討し対策を講じておかなければならない問題解決、等々、上司は大変です。

図表37　目標達成までのプロセス
対 象 期 間

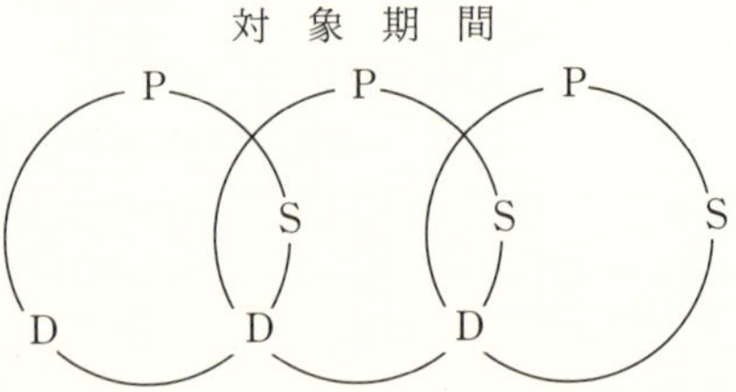

目標達成は、定められた期間の中でP→D→Sサイクルを同時的に、必要のつど必要回数を回しながら目標達成に向けて努力する。

　もっと分かりやすい言葉でいいますと、管理者とは、いつも一歩先を見て、やらねばならないとか、また、良いと判断したことは、「理屈をこねまわしていないで、まず行動を起こしてやってみる人——自分の手で知り、手で考える人」といえます。また、看護業務を考えるとき、"手で知り、手で考える"のが創造の原点であることを、部下に"その身をもって教えられるマインドを持った人"といえましょう。

　さて、C.B.Oによる目標面接はP→D→Sのステップにより成立します。このステップは、職員の信頼と個の尊重を基本にした本人主体のマネジメントです。PとはPlanの略、仕事を創るの意味、このステップを目標の設定といいます。DとはDo、その目標をいかに実行するか、です。SとはSee、目標の推進コントロールと結果の評価、反省、までを包含したものです。

　これからの目標の立案においては、結果を想定してのプランの策定だけでは不十分です。目標設定時に目標を達成

する過程も明確にし、リスク対策も踏まえた目標でなければなりません。

P→D→Sは、ステップ的に進行するのではなく、同時にサイクル的に回していかなければ、激動の時代に対応できないということを十分に理解しておくことが大切です（図表37参照）。

④ 何を考課するのか

面接は意図的、計画的に行います。面接日は余裕をもって事前に部下に伝えておきます。面接日までに部下に心の準備をさせるためです。今期やるべき目標についての意見、要望、変更、加筆、修正など部下の不満、応援、協力援助など、聴いてやらなければなりません。課題が山積している部下の抱えている問題は、一つひとつ誠意をもって対応することが大切です。

上司は目標達成の進行状況等から、何を、どこまで、どうしたらいいのか、どんな手段、方法でやるのか——のストーリーを用意しておかなければなりません。

面接には前述の通り期初の目標面接、中間の中間面接、または状況変化に対応してのその都度の随時面接、期末の育成（結果）面接の3つがありますが、いずれの面接においても面接を効果的に進めるための周到な準備が必要です。

目標面接時に使用する「職務基準設定のポイントメモ」、育成面接時の「フィードバックメモ」、中間面接時に業務目標や情意改善、能力開発等の遂行状況、改善、発展状況の評価のベースとなる「目標面接カード」等、その他「等

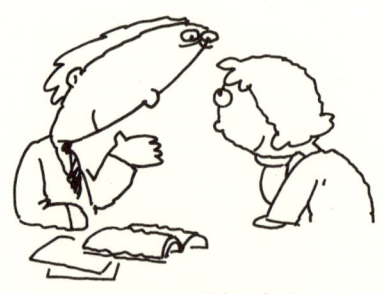

しっかり話し合う

級基準表＝課業一覧表、職能要件書」は、きちんと準備しておくことが必要です。

　等級基準表については、そこまで手が回らないとする病医院が多いのですが、能力主義人事や加点主義目標面接（C.B.O）を導入するためには省略するわけにはいきません。メイン（代表）課業による職能要件書は整理しておかなければなりません。

　面接は最低でも60分以上、今期の短期的な当面の課題にとどまらず、中長期的な今後の育成進路の方向（キャリア開発＝CDP）についてもしっかりと話し合い、目標を明確にしておくべきです。最後に、面接の主役はあくまでも部下自身であることを忘れないようにしてください。

　さて、目標面接は通常、6カ月間を1サイクルとして、スタート時に実施します。目標は、部下の職能資格レベルを確認しながら、課業（固有）目標、チャレンジ目標を組み合わせて職務基準として設定します。各部下から提案、希望のあった下から上にボトムアップされた目標について、組織目標とのすり合わせをしながら共有化できた目標につ

いて「目標面接カード」に覚書として記入します。

このカードには、各職場で期待されている役割業務（権限と責任が伴う業務）についても一緒に記入し、その達成基準（accountability）は定量的、また定性的に測定評価ができる指標として明示します。

また、課業の分担や役割については、「何をやるか」だけではなく、「どれだけやるか」「どのようなレベルでやるか」の結果責任が求められます。人事考課項目では、「仕事の量」「仕事の質」の問題です。

人事考課のニーズは、〔各部下の職能資格に期待される職務遂行能力（等級基準）〕−〔職務の職務遂行能力〕＝〔ギャップ（職能開発を進めなければならない問題点）〕が目標として設定されます。もう一方は、病医院内外での看護業務上の問題点の2点です。

病医院内外の課題は、

①日常、スタッフの看護状況をつぶさに見ており状況を把握していること。

②事故発生の原因をよく分析し記録しておく。

③機械、器具の取り扱い状況の把握、等々からその問題点が目標となります。

次に、

①評価はプロセスか、それとも結果なのか。アセスメントデータ、看護計画、看護過程記録がきちんとできていれば立派と評価するのか。

②スタッフの能力が実際に発揮される場面は、その場面

を見れば能力の判定ができるのか。

③目標達成の基準は明確か。その基準は評価ができる言葉で表示されているか。観察可能な言葉になっているか。

師長、主任さんが今まで"彼女はできる、できない"と自分の部下を評価してきた見方は、客観的で納得性があるのか、否か。

5 育成なら絶対考課、査定なら相対考課

人事考課には2つの考え方があります。育成の論理と選別の論理です。育成の論理に立つ人事考課はその人だけをしっかりと見つめる人事考課ですから、基準をしっかりと作り、基準に対して、何が優れていて、何が劣っているのか、職務遂行の行動事実について一つひとつ分析的に評価を実施します。良い点、悪い点、さらに能力開発や行動改善に努力してもらう点など具体的に行動事実を挙げてホメたり叱ったりしなければなりません。育成の論理の人事考課の難しさは、この基準の見方の修得です。このように基準主義に立つ人事考課を絶対考課といいます。

一方、査定の論理の人事考課は、比較論です。花子は太郎や好子に比べて一番良いとか悪いといった人事考課ですから、感情論も入ります。何が…どうして…といった異論や意見、不満を持つ人がいるわけです。人はだれでも比較されるのを好みませんので、このような相対考課は"マル秘"扱いとするのが普通です。

これに対し基準主義の絶対考課は公開を大原則にします。ホメたり叱ったり、教育にメインとして活用するということになるとオープンにしなければなりません。皆さんはどちらの考課を選択しますか、考えてみてください。人の気持ちを悪くする人事考課か、それとも人を育てる人事考課か、答えは明らかですね。

　良い考課は無論、基準主義に立つ絶対考課です。しかし絶対考課は難しくまた手間がかかるという問題点があります。行動の事実の記録、期待明示のための目標面接、結果のフィードバックなど面接に膨大な時間とエネルギーを要します。考え方は分かりますが、とても労力がかかりこんな人事考課をやっていたら患者満足の看護ができない、"何とかして"等とよく師長、主任さんから悲鳴の言葉を頂戴することがあります。また、絶対考課を定着させるためには、人事考課の価値基準の統一やその基準の見方について定期的な考課者訓練、面接訓練が必要です。

　このように手間のかかる人事考課ですが、人材を育てるためには絶対考課を導入し、その定着を図らなければなりません。その理由は、わが病院のメインとなる人材は、わが病院で育てなければならないからです。現在の人材は、外からの借り物ではありませんか。わが病院独自で手塩にかけて育てた人材ではないので定着もままならず、採用と退職の悪循環の繰り返しです。人材活用どころの話ではないのが実態です。

　看護部長、師長、管理者として、あなたはスタッフの定

着管理や人材育成に対して、今まで何を、また、どんな手を打ってきたのでしょうか。計画的に取り組んできた具体的な対策や施策、手段、方法がありましたらお話をしてください。また、その成果をどう自己評価をしていますか。効果があった点や改善点を挙げてください。もし思い通りに進んでいなかったとしたら、どうして…と質問をしたいのです。

管理者は忙しいのです。日常の忙しさにかまけて何にも行動を起こさなかったとすれば、管理者失格です。現状維持は退歩を意味します。その場限りの対応では、わが病院の未来がないということです。管理者の役割の中で一番大切なのは、部下掌握育成の役割です。自分の仕事だけをやっている人は管理者ではありません。もう一度、自己の職責と役割を再確認することが大切です。

(1) 絶対考課を行う前提

人事考課の必要性については、すでにご承知のとおり、職員一人ひとりの能力開発を図り、職場を活性化させ、病院の発展に結びつけることです。そこで今日の人事考課では、一人ひとりのやる気や自主性をいかに引き出すか、面接制度が核をなし、当制度がなければ人事考課は成立しないようになっています。職場にはさまざまな問題がありますが、これを解決していかなければなりません。

しかし、先にも触れましたように、忙しさにまぎれて仕事をしていますと、職場の問題点の把握や分析さえもでき

ないことが多く、問題点を抱えたまま何となく昨日の仕事を継続していくことになってしまいます。これではダメです。まず第1に上司と部下の面接でこうした問題について制度化して徹底的に話し合い、事態の改善策を決めることが大切です。

　第2は客観的な基準に基づいて評価し育成、活用、処遇に公平、公正に反映することです。人事考課の基準については先に述べたとおり、能力考課は等級基準、成績考課は職務基準です。これらはいずれも職務調査により基準化されますが、情意考課については、部長、師長、主任さん皆で、"がやがや、わいわい"言いながら"期待される組織人としての行動"について着眼点を作り上げなければなりません。当然に、わが病院のニーズを踏まえて皆で考えます。

　第3に制度の成否を決めるほど、重要なウエイトを持つのは、理事長、病院長が絶対考課についてのしっかりとした理解を持つことです。職員の能力開発や育成、組織活性化のためには、賃金や肩書に差をつけることを第一義的な目的とする選別査定の相対考課ではダメであることをよく勉強して理解してもらうことが大切です。

　第4には人事考課に経営戦略的な機能を持たせた制度として、仕組みやルールを構築することが重要です。現状の課題や問題点を解決し、チャレンジを引き出す前向きな人事考課として設計します。

　第5には、絶対考課を動かすには上司は優秀でなければなりません。人事考課の対象となる部下の行動事実の選択、

この行動事実はどの考課要素に結びつけるのか考課要素の選択、行動事実の考課段階の選択などその仕組みを知り、ルールを守ることです。考課者が勝手な考えや思惑などで人事考課をしていては、人事考課をやる意味合いがなくなってしまいます。

人事考課実施によってやる気を失ったり、不満が充満したりして、かえってモラールがダウンしてしまっては手間をかけただけ損です。制度を動かすのは現場の考課者であり、この考課者が考課者研修を受講し、人事考課制度の仕組みやルールをしっかりと理解して、人事考課に臨むのが管理者として当然の責務です。

第6に、絶対考課を成立させるのは職務遂行行動を通じての事実です。この件については考課者研修を通じて、事実の記録の仕方、考課要素への結びつけ方、考課段階（S〜D、極めて優秀〜非常に劣る）の選択、について実務に直結した勉強をします。思惑や噂での考課は絶対に許されません。考課者は自分の眼で一つひとつの行動事実を確認して考課をつける勉強を積み重ね、自信を持って考課をしなければなりません。

(2) 人事考課の種類と基準による絶対考課

人事考課には「成績考課」（職務遂行の達成度合いを考課するもの）、「情意考課」（職務に対する取り組み姿勢）、「能力考課」（職務遂行能力の充足度合いを考課する）その他、成績考課に代えて業績考課（職務の達成結果を通じて

成績1次　情意2次　能力3次

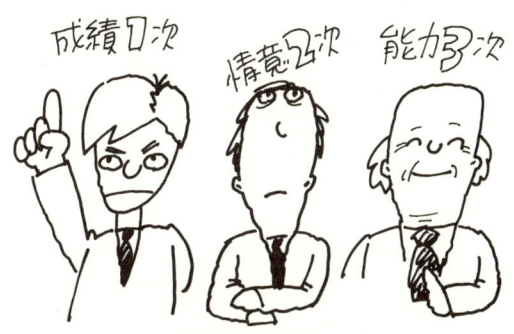

人事考課のいろいろ

組織への貢献度を考課する）の4種類があります。これらの人事考課が絶対考課とどのように関連し合っているのか、その内容を理解してください。

「成績考課」は人事考課の出発点です。人事考課は課業別遂行度評価です。部長と上司の話し合いによって"やる"と約束した職務をどの程度遂行したかを評価するもので、6カ月ごとに"何を"、"どこまでやるのか"、期待する結果を明らかにし、その職務基準の達成度を評価するのが成績考課です。職務基準は具体的に数値化します。

しかし、どうしても数値化できない目標は、いつまでに、どのような状態にするのか等の定性化目標を明確にします。その中身は、何を、どうがんばればいいのかの手段、方法を明らかにして、決められたとおりのプロセスでやったかどうか、そのプロセス過程までを含めて達成度評価をします。達成度基準は職務調査により明らかにした職能要件書（習熟要件…この仕事はこのようなやり方で、こんな出来栄えでやってほしい。修得要件…そんな出来栄えでやるた

第6章　看護職と人事考課

めには、これこれの勉強をしてほしい、勉強をする手段や方法はこれとこれです）です。絶対考課の基準は等級基準（職能要件書）をベースにします。

　しかし留意したいのは、職能要件書はあくまでも日常定型業務を主体とした基準です。方針展開用とか、その都度のプロジェクト業務（流動化業務）については、部下と上司でよく話し合って、どこまで、どのようにやるのか、どのような結果を出せば立派なのか…だめなのかを話し合い、基準を明確にして仕事に取り組むことが大切です。

　この基準化の留意点の一つは、職務のレベルを明確にすることです。部下の職能資格レベルに対して、チャレンジか、それとも能力相応か、能力以下のアンダーレベルかを明らかにし、部下と納得のうえで職務遂行に取り組まなければなりません。理想的な職務配分は、レベル40％、チャレンジ30％、アンダー30％の課業配分です。

　チャレンジは能力開発に、レベルは能力の活用に、アンダーは組織維持のために、レベルの低い仕事でも、人がいなければ上位資格の者にも下位レベルの仕事をやってもらわなくてはならないケースも多々ありますが、それがアンダー業務です。能力を伸ばすなら、チャレンジ業務を計画的に意図的に与えることが留意点です。

　また成績考課ではチャレンジしたときには＋1点を加点します。評価は「B」であれば、＋1点を加えて「A」とします。「C」であれば＋1点を加えて「B」とします。チャレンジは失敗の可能性が高いので「リスク料」を支払

う考え方とチャレンジすれば可能性が広がりロマンが生まれます。そのロマンを求めて、努力を促す制度がチャレンジ＋1システム、であることを理解してください。

さて、このような成績考課を適用する対象者は一般職員クラス、せいぜい、主任クラスまででしょう。師長以上のクラスともなればチャレンジは当たり前ですから、人事考課も成績考課ではなく、組織への貢献度を評価する業績考課となります。日常業務はつつがなく立派にやって当たり前、病院内外の変化対応業務のチャレンジをどんどん遂行しなければできる管理者とはいえません。図表38「病棟師長職務の成果責任」を参照してください。何を評価するかの成果目標（含むプロセス）、最終成果目標の例示です。最終目標はゴールであり、そのゴールにたどりつくまでの間のプロセス成果も明らかにして取り組むことが肝要です。

今まではとかく、汗はかくが成果は見えなくとも"一生懸命やったんだから仕方がないや"に甘えていたような気がします。成績考課や業績考課は結果を求めます。成績考課のポイントは次のとおりです。

① 結果がすべてです。どんな結果を求めるのか、どんな結果であればいいのか、看護部内でよく話し合い、課業別（仕事別）に期待像を明確にすることが大切です。
② 援助も成績として考えます。含めて結果で見るのが成績であり、だれかに手伝ってもらったらその分を差し引いて考えるではありません。
③ 仕事のレベルは関係なく結果で評価するものです。と

図表38 病棟師長職務の成果責任

成果目標（含むプロセス）	今期達成基準	最終成績目標
1. 看護単位の管理目標の達成 2. 看護サービスの改善（対人関係における気配り） 3. 看護職の能力特性の把握と早期戦力化 4. 看護研究の推進（専門能力の向上） 5. 看護職の健康管理の支援（病欠、休職者を０に）	・看護部方針の各目標の達成度（実施項目の遂行度を評価する）。 ・患者アンケート調査結果 ・カンファレンス等、議事進行を１人で安心して任せられる。 ・2年間で上位等級の課業が一人前にできるように育成する。 ・対象者…在籍2年以上の看護職 ・残業時間の短縮１人平均月、5時間、看護業務の改善、仕事の見直し、切り捨て、コンピュータ化	1. 病床稼働率 95％以上の確保 2. 患者数の増加。対前年同期比 3％アップ 3. 看護職定着率（対前期比）の向上

すると、一見レベルの低い仕事を遂行したほうが有利に考える人がいますが、そうではありません。資格レベル以下の仕事だけをやっていますと、いつまでたっても在級する資格等級を卒業することができません。

　能力主義における人事考課は、能力のグレード区分の職能資格制度をベースにしてその期待する職能資格グループごとに評価を行い、卒業の可否を決めますので、いつも低いレベルの仕事だけをやっていては、卒業は永久にできないということで、賃金も肩書も低いままで終わってしまいます。

④　チャレンジ＋１点の加点主義の人事考課です。詳細については、先に述べましたので割愛します。

⑤　職務基準に対しての評価です。部下と上司がよく話し合い、今期、何を、どこまでやるかを決めた基準に対しての絶対考課です。ですから、何も話し合っていない職務については、原則として評価はできないと理解してください。

さて、成績考課に代えて業績考課がありますが、業績考課が成立する条件は職務の拡大が自由な職務に従事している人たちに適用します。いい仕事をすれば成績は上がります。

　組織への貢献度を評価しますので、チャレンジをすればするほど、有利となります。したがって、権限と責任を持つ上級管理者には、自己の能力により"飛べるだけ飛べ"の業績考課が妥当となります。チャレンジの意思はあって

図表39　看護職職能チェックリスト（3等級レベル）例示

1．終末看護への援助	○	△	×
(1)危篤時の患者の状態を観察判断をすることができる。			
(2)ときには、指導者の指導を受けながら患者の身体的、精神的安楽を図ることができる。			
(3)家族の精神的支援ができる。			
(4)死後の処置および手続きができる。			
(5)危篤時患者の身体・精神・社会的変化を理解している。			
(6)死後の身体的変化を理解している。			
(7)危篤時対応についての看護技術を体得している。			
(8)疾患状況の基本的知識を持っている。			
2．診療・治療の介助			
(1)創傷を持った患者の安全、安楽、自立を考えた援助ができる。			
(2)所定の手続きに従って無菌操作を行うことができる。			
(3)注射法に応じた適正な準備と実践ができる。			
(4)注射薬の確認と指示書に沿った注射の実践ができる。			
(5)使用薬剤の副作用および異常の早期発見と報告ができる。			
(6)治療が効果的に実施されるよう患者の援助および医師の介助ができる。			
(7)治療中および治療後に予測される患者の状態の変化を観察、報告できる。			
(8)治療上患者が感じるであろう不安を予測し対応できる。			
(9)創傷に対する生体の反応と創傷の治癒過程の知識を持っている。			
(10)無菌操作の一般的な知識と技術を持っている。			
(11)薬剤の一般的な知識を持っている。			
(12)医療器具の知識と取扱いの技術を持っている。			
(13)医療器具の消毒に関する知識と技術を持っている。			
(14)輸血の基本的な知識を持っている。			
(15)水と電解質の知識を持っている。			
(16)薬物取扱いの上の法的責任の知識を持っている。			
(17)治療上の観察と患者への援助技術を体得している。			
(18)治療介助の技術を持っている。			
(19)疾患と治療の知識を持っている。			
3．呼吸・循環への介助			
(1)各種吸入法の特徴を理解し、実施できる。			
(2)各種の吸入法について患者、家族に説明でき、協力を得ることができる。			
(3)症状に応じた吸引ができる。			
(4)各種モニター測定値の異常の早期発見と報告ができる。			
(5)疾病と治療を理解し、Aライン等の安全管理ができる。			
(6)患者の安全、安楽を考えた援助ができる。			
(7)呼吸、循環動態の知識を持っている。			
(8)疾患と治療の知識およびそれに伴う看護技術を持っている。			
(9)適正なME機器の選択・安全点検・整備の技術を体得している。			

(10) コミュニケーション技術を有している。
4．救急時の対応
　(1) 救急時の患者の状態を観察し、科学的に判断し対応できる。
　(2) 患者の身体的精神的安楽を図ることができる。
　(3) 家族の精神的支援ができる。
　(4) 治療が考課的に実施されるよう患者の援助および医師の介助ができる。
　(5) 治療中および治療後に予測される患者の変化を観察、報告できる。
　(6) 治療上患者の感じるであろう不安を予測し、対応ができる。
　(7) 呼吸、循環動態の知識を持っている。
　(8) 疾患と治療の知識およびそれに伴う看護技術を持っている。
　(9) 適正なＭＥ機器の選択の知識、ＭＥ機器の整備、点検の知識を持っている。
　(10) コミュニケーション技術を体得している。
5．チームリーダー業務の実施
　(1) セクション内で定めたチームリーダーとしての業務を果たすことができる。
　(2) セクションで扱う疾病と治療と看護を理解し、適切なケアができる。
　(3) セクション内のカンファレンスの運営ができる。
　(4) 看護計画の適切な立案と看護ケアが実施できる。
　(5) 看護記録の公的役割の意味を理解し、適正な用語で正確に記録できる。
　(6) 看護目標達成期間内での評価と再計画ができる。
　(7) 看護の継続性を理解し、簡略適切な申し送りができる。
　(8) 治療の意図を認識した指示受けが実践できる。
　(9) チームメンバーへの指導が適宜適切にできる。
　(10) 関係セクションとの連絡調整と上司への報告ができる。
　(11) リーダーシップの知識を持っている。
　(12) コミュニケーション技術を持っている。
　(13) カンファレンスの知識と運営技術を持っている。
　(14) セクション内での疾病と治療の知識および看護の知識と技術を持っている。
6．夜勤リーダー業務の実施
　(1) ときには師長不在時に所定の手続きに従って、チームリーダー業務が正しくできる。
　(2) セクション内の全患者を把握し、スタッフへの指導ができる。
　(3) セクション内の患者の安全確保ができ、非常時の患者避難誘導をスタッフに指示、命令できる。
　(4) インフォームド・コンセントができる。
　(5) リーダーとしての基本的なマネジメントの知識を持っている。
　(6) 就業規則の基本的事項の知識を持っている。

　　　　評価3段階は　○　十分である
　　　　　　　　　　　△　時折、指導・援助を必要とする
　　　　　　　　　　　×　不十分である

第6章　看護職と人事考課

も、上からの指示や要望を受け止めなければならないクラスに業績考課を実施しますと、不利になる場合が往々にしてあります。それは部下の職能資格等級よりグレード落ちの仕事を与えられ、立派にこなしても、それは当たり前、組織への貢献度なしと評価されてしまうからです。

　以上、成績、業績考課ともに過去の仕事の結果を媒体にし、その仕事の結果、評価は処遇へと反映します。次に述べる情意考課とともに賞与、昇給をメインとして結びつけます。賞与は一過性的で累積は一切ありませんので、その時の成績または業績考課で処遇配分が決まります。昇給は成績（業績）と情意考課に能力考課を加味して昇給幅が決まりますが、メインは成績（業績）と情意考課のウエイトが大となります。それでは能力考課とは何か、そのポイントを以下にまとめてみました（図表39参照）。

　能力考課は職務行動の結果、事実を通じて、部下の能力の内容とレベルを考課時点において等級基準書（職能要件書＝習熟要件、修得要件、その手段、方法）に照らしてどうであるかを現在進行形で分析的に把握します。具体的には職種別等級別"職能要件書"のうち、部下の職能資格等級以上に該当する能力の内容とレベルを基準にしてその充足度を評価することになります。例えば、部下の職能資格等級が3等級であれば3等級以上の仕事の結果が媒体になり能力の位置づけが明らかになります。1年生や2年生の仕事がどんなに立派にできても能力は判定不能と答えてください。職能資格レベル以上の仕事をやらなければ能力は

分からないからです。しかし、成績考課はレベルに関係なく結果がすべてですから立派と評価してください。人の助けがあったから、追い風が吹いていたから、向かい風が吹いていたから…などと言って、引いたり足したりしては、これはもう成績考課ではなく能力考課になってしまいます。

6 "私を見て"と言える情意とは

(1) わが病院の人材像の明確化

あなたは部下に対して"私を見て"と胸を張って言えますか。上司は組織人として、社会人としてすべての面において模範的行動がとれる人です。執務態度においても人間的にも立派でなければなりません。部下があこがれる人、そんな人が上司でありたいものです。

私も努力してあの人のようになりたい。部下はあなたをしっかりと見ているのです。よく見られているのです。人事考課を実施している病院では、管理監督者（師長、主任）は、良しきにつけ、悪しきにつけ、いやおうなしに自分の行動を意識することになります。意識して行動することは非常にいいことです。人の上に立つ長として、良識ある態度や行動がとれるように常に自己を振り返り、反省するからです。管理監督者らしい振る舞いを意識することにより、管理監督者として一段と成長するわけです。

さて管理監督者にふさわしい態度とはいったいどんなマ

インドを持ち、どのような態度や行動をとることが期待されるのでしょうか。これらは情意考課（執務態度考課ともいう）の課題です。次にそのポイントを考えてみましょう。

わが病院には、わが職員に期待する人材像があります。この人材像がないと私たちは集団の一員ではありますが、組織の一員ではないということになります。普通、人が集まり集団をつくるときには目標があります。一つの目的を達成するために志を一つにする人たちが集まるのです。目標を遂行するためには当然に行動規範や各人への役割期待等が明示され組織が確立されるわけです。目標や行動規範や役割期待等が明らかにされていないということは、一人ひとりがバラバラの考え方で動いているわけですから烏合の衆です。

これでは困ります。ただ毎日決められた職場で勝手に働いていることになりますから、一人ひとりの力を病院の力として結集することはできません。言葉を換えれば、病院の統一行動がとれていないということになります。情意考課の基準は、組織の一員としての行動に照らし考課するわけですが、組織人としての行動規範は就業規則であり、わが病院の慣行等です。それでは、まず、組織の原点とは何かから考えてみることにします。

(2) 組織とは何か

共通の目標を達成するために人々が集まり、効率よい成果が得られるように組み立てられた編成体です。組織とし

て認めるためには、次のような条件が必要です。

①共通の目標があり各職員はその目標をよく理解し行動している、②2人以上の人がいること、③各人の役割期待が明確になっていること、④組織としての行動規範があり、各職員は一定のルールのもとに統制のとれた職務活動を行っている、等々の条件が明確であるとき、あの病院にはしっかりとした組織があるといいます。

わが病院の行動規範は明確化され、かつ、明るい気持ちのよい職場でしょうか。相互信頼関係に満ちた職場でしょうか。指示指令を受ける態度、明るい挨拶、メリハリのある報告、連絡、相談、清潔な身なり、医療人とし良識を持った言葉づかい等、教えたらきりがありませんがスマートですか。生き生きとした職場は、よりよい人間関係を築こうとする職員一人ひとりの意識がしっかりとしています。また社会人、職業人としても決められたルールを守る良識を持っています。

これらのマインドを持つ職員が多い職場では、相互に助け合う協働関係ができています。仲間が困っているとき自ら進んで援助をしたり、手伝いをするのは当たり前のことですが、皆が自分のことだけを考えていますと、人は人、自分は自分、自分の仕事だけうまくやっていればいいや、ということになります。しかし、他人から自分が困っているときに助けてもらった喜びを持っている人は、この喜びを、今度はいつか、私が、与えたいと考えるはずです。

このような雰囲気のある病院では、常に共通目標を達成

する方向に向かって、メンバー全員の総力が結集されています。また、意思疎通が円滑に行われ、常に情報の共有化が図られ、メンバー全員が協働の意欲に燃えて責任感ある行動をとっています。

職員一人ひとりが責任ある行動をとるということは、患者さんに対しても暖かい思いやりと、医療従事者としても尊敬できる良識や、マインドを持つ職員が多い病院です。また患者さんの評価の高い病院です。

このように組織を動かすためには、新人にも一目で分かる行動規範が明確になっていることが大事です。人事考課のためにいろいろの行動遵守ルールがあるのではないのです。ルールがないと組織ができないばかりか、各人は勝手に動きますので、いろいろ問題が発生します。不十分な点の行動改善に努めてもらうためには情意の行動基準を明確にしておかなければなりません。病院の期待人材に対して、何が優れていて、どの行動や態度を改善しなければならないのかのターゲットを明確にします。

また、一人ひとりがルールを守れば、職場は明るく、皆が気持ちよく働くことができます。ここから協働の精神が生まれてくるわけです。情意考課は人間関係を醸成します。職業人、社会人として立派になってもらいたい。そのために人事考課は、必要不可欠なツールであるのです。

(3) 職場と情意考課

分業分担された課業（仕事）や役割を職種ごとにまとめ、

具体的な職務活動を効率良く展開する場です。立派な成果を得るためには、仕事への取り組み態度、すなわち成すべき事柄が明確になっていなければなりません。「責任」の明確化です。この「責任」を別の見方をしますと、職務の幅といえます。

ここで大切なことは、組織における各人の責任は一人ひとりに明確に周知してあることが大事であり、また組織の一人ひとりの責任の合計はその職場（組織全体）の責任とイコールにならなければなりません。一人の責任が過重だと判断すれば、その一部を他のスタッフに委譲します。責任の委譲により一人ひとりの責任は細分化されていきます。

責任の委譲者は管理監督者（師長、主任）であり、万一職務遂行が不履行であったときの最終責任者は師長、主任です。受任したスタッフの責任と同じ大きさの管理監督責任を委譲者は負っているのです。たとえ１人のスタッフの責任不履行であっても、その責任はチーム医療を進めるチームメンバー全員の責任として問われるわけです。

師長、主任さんは、常日頃から職責の重要任務の大きさをよく認識し、緊張感を持って部下に責任性の重要性と担当職務の完全遂行を訴え続けていかなければなりません。担当職務を任されれば、必ず責任がついてきます。同時に義務もついてきます。その義務を具体的にいいますと、報告です。この報告は情意考課の「規律性」で考課します。仕事を任されれば、中間報告、結果報告は当たり前です。

あなたの部下の中に報告がきちんとできない人はいませ

んか。あの件はどうなっているの…と聞かないと答えてくれない部下はいないでしょうか。

　もし、そのようなスタッフがいるとするならば、これは師長さん、主任さん、あなたに問題があるのです。規律性など、部下のしつけをきちんとしてこなかったということです。

　まず、仕事は指示命令があって、組織における職務活動がスタートしますが、命令を受けるときの態度を日常どのように部下に指導し教育をしていますか。

① メモを常に準備し、ポイントを書くように指示していますか。その留意点は、
　○指示の中に数字があるとき
　○複雑で緻密な仕事を命ずるとき
　○手順が大切な仕事
　○長期にわたる仕事の割当
　○特命事項などのときは必ずメモをとらせていますか

② 要点は必ず復唱させる
　○聞き違いや勘違い、理解不足がないようにする。５Ｗ１Ｈで復唱させる

③ 理解が不十分のところは必ず確認するように徹底しておく
　○自分勝手な判断をしないように常日頃から指導徹底しておく

④ 指示命令に対して意見があるときは事実に基づいて率直に述べ、上司（師長、主任）の判断を得るように

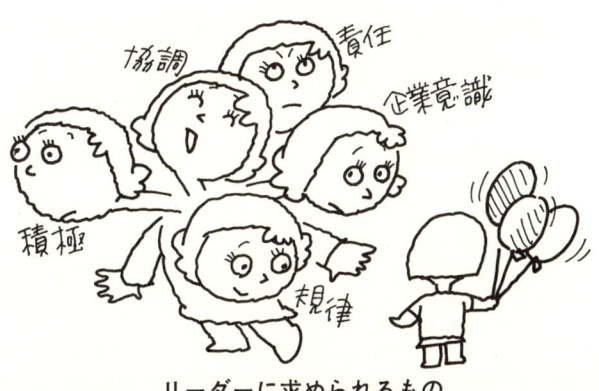

リーダーに求められるもの
(協調・責任・企業意識・積極・規律)

しておくこと

　また、中間報告がなぜ必要なのか、その留意点について、普段からよく教育しておくことが必要です。

① 中間報告の必要性
　○計画どおりに職務が進行していないとき
　○職務遂行の環境状況に変化が生じたとき
　○新しい事実が分かったとき
　○長期にわたるプロジェクト業務を遂行しているとき
　○新しい創造やアイデア（着想）が生まれたとき
　○目標推進においてある程度の見通しがついたときなど、適宜適切に連絡、報告、相談を行うことをルール化していますか

② 緊密な連絡の徹底

　人命を預かる医療人として、つい、うっかりは絶対に許されません。治療計画が実施されている最中に、関係者から「知らなかった」、「聞いていなかった」な

どという声が出るようでは、師長、主任の責任が追及されます。通達で流している、会議で所属長に話をした……では関係者に伝わっていない場合が多いのです。1回や2回の連絡で皆が分かっているなどとは絶対に思わないこと、1～2回程度で、うまくコミュニケートできるのであれば苦労はない…というくらいに思っていたほうが気が楽です。連絡、伝達はそれだけ難しいもの、と部下によく教えていますか。

○事前連絡は、くどいと言われるくらい密に、平素から連絡は十分に（ファクス等メモ、電話、口頭連絡の使い分け）

○やむを得ない事後連絡の場合はすみやかに、場合によっては「根回し」も十分に行う。問題の兆候を見つけた場合は、すみやかに上司や関係者に連絡して指示を待つこと。

等々のしつけは、その場面、場面で、適切な上司のアドバイスや指導によって身に着くものなのです。部下に対して、叱りもしないホメもしない上司は管理監督者として失格です。責任の放棄です。

その他、職場にはチーム全体の調和を保つという課題があります。人はだれでも他の人には負けたくないという気持ちを持っています。

ですから、組織全体のことを考えるよりも自分中心の行動や事情に重きを置いた行動をとってしまいます。一般的に、これらの傾向は女性の職場に多く見られる特徴です。

自分の気持ちや欲求を大切にすることは大変良いことですし、他人に負けないように頑張ることは、すばらしいことです。

　チームメンバー各人の欲求や、他の人に負けたくないという切磋琢磨の競争意識に留意しながら、一つの目標や方向に向かってチームを引っ張っていかなければなりません。メンバー間の連絡を密に、一人ひとりの気持ちや行動を基本にしながらも、協働の喜びと意義を見つけ出すように教育指導します。そのためには、上司は良きコーディネーター役に徹することが求められます。常日頃から部下間の人間関係の大切さについてよく指導をしておくことが大事です（チーム医療の推進）。以下、「協調性」について、部下指導の要点を挙げてみました。

　○相手の立場になって行動する
　○仲間の共感を得るような働き方に努力する
　○親しきなかにおいても礼儀を守る
　○仲間が困っているときには援助要請がある前に自ら協力する（自分のほうから協力する）
　○常に綿密に連絡をとる
　○仲間の助言や意見には率直に耳を傾ける
　○積極的に相手に話しかけていく
　○あらゆる機会を活用して、話し合いの場を持つよう努力する

等々です。

　病院を発展させ自己を成長させる原動力は「積極性」で

す。改善提案、継続的なチャレンジ、自己啓発など今まで（現状）以上に職務拡大を図る、といったプロモートをする態度について、あなたは今まで、何を、どう教育、指導（OJT）してきましたか。

○部下の職能をよく考えてチャレンジ気味に計画的、意図的に仕事を与えていますか
○部下の能力を開発するために事務改善、作業手順、方法などの改善、企画、提案などを指示していますか
○知識、技術、技能向上のために部下から院外研修（セミナー、他病院見学等）に参加したいとの希望や意見が、よく上がってきますか
○参考図書のことをよく聞きに来るとか、また、職務に関する勉強を進んでやっていますか。通信教育の受講などをしていますか
○必要な知識、技能を常に修得しようと努力していますか
○前例がないとか、規定がないということで、あっさり片付けてしまうようなことはないでしょうか
○会議等では皆、前向きにどしどし意見を出していますか
○難しい仕事でも、私がやります、私にやらせてください、と申し出るスタッフはいますか…等々

これら部下の情意考課に問題があるとすれば、これは部下掌握育成の役割を持つあなた（師長、主任さん）の問題です。部下がダメということは、あなたがダメということ

なのです。

　以上、情意考課は職務遂行における取り組み姿勢、努力の度合いを考課します。考課項目の基本は、「規律性」、「責任性」、「協調性」、「積極性」の4つです。内容については、前述のとおりですが、この情意考課には等級概念はありません。2等級のスタッフの規律性は、3等級の規律性の内容は…などと議論しても作文にしかすぎないからです。情意とはマインドのことで、勤務態度、執務態度と同じ意味です。よい成績を上げるためには、やる気や取り組み姿勢が大きく影響します。さて情意考課にも基準があります。就業規則や慣行（行動規範など）等ですが、この規則、規範をベースに、成績考課の基準同様に上司と部下との目標面接により6カ月間の情意目標基準づくりを行い、遵守度評価を実施します。

　これが情意考課ですが、考課をするためには、部下と上司で「基準」の共有化を徹底的に図っておくことが大切です。なお、情意考課項目は一般的に管理職クラスともなれば、「規律性」、「協調性」はすでに卒業と解釈して、代わりに「企業意識」や「原価低減」等を人材要件として設定しているのが一般的です。

7　人事異動のときの人事考課のつけ方

　人事異動があったときの人事考課はどうつけるのかを次に考えてみましょう。

大切なことは、人事異動があって不利になるような人事考課であるならば、とても人材の育成に人事考課を活用することはできないということになります。だれだって同じ部署に長くいれば担当業務に習熟し、また知識、技術、技能は身につきます。

　単純にいえば長く同じ仕事をやっていれば、仕事はできるようになります。逆に配転で他の病棟に移れば、同じ看護部門内の仕事であっても専門性が異なりますからその仕事は素人です。思うように仕事はできないのは当たり前です。

　異動者と異動しない人を一緒の土俵の上で、どちらが仕事ができるかどうか、能力はどうかと比較すれば、1カ所で異動しなかった人のほうが断然有利になります。始めから比較のできない人と人を比較するようなものです。人事考課を人材の育成に使うつもりならば、多くの職務にチャレンジしたり、改善提案したり、創意工夫に努力し頑張った人のほうが有利になる仕組みやルールがあるはずです。

　人事異動をしたとき、どのような特典やルールがあるのでしょうか。その中身を見てみることにします。

(1) 成績考課は人事異動したら下がるか

　成績考課の基準は職務基準であることは前に述べたとおりです。ここで問題になるのは、異動直後の職務基準をどう設定するかです。成績考課は職務基準に対してやったか、やらなかったかで考課しますが、この職務基準は、部下と

上司で確認し合い合意した内容です。

専門性のまったく異なる他の病棟からスタッフが配転になってきました。しかし、彼女は看護師としての経歴は長いのですが、わが病棟業務については、まったくの新人です。この病棟の責任者であるあなた（師長、主任さん）は、彼女とどのような職務基準を編成するでしょうか。今期、やらなければならない目標をどうつくればよいのでしょうか。

目標の達成度がイコール人事考課となるので、うかつに目標を設定することはできません。各人に与えられた役割や課業別遂行度の成果が成績考課になります。彼女の看護師としてのキャリアは経験豊富としても、まったく新しい病棟で、能力にふさわしい役割や仕事を遂行することはできません。

異動直後の人事考課のつけ方や配転したときや昇格したときのつけ方には一つの取り決めがあります。例えば、ある５等級のベテランのスタッフが、内科病棟からオペ室へ配転になったとします。あなたは今度新しい彼女の上司（師長）です。新しい部下が５等級であるからといって、いきなり５等級に相当する成果を期待し求めたとしても、それにこたえられないのがむしろ当然でしょう。

そこで、しばらくの間、新しい配属先の仕事に慣れるまでの間、猶予期間を与え、グレードの低い仕事を担当させるようにします。

人事異動をした者が不利になるような考課であるならば、

スタッフの納得を得ることはとてもできません。人事異動をした者が絶対に有利になる仕組みの上に、人事考課は成立していることを理解してください。異動後の職務基準設定の考え方は次のとおりです。

　配転後の最初の考課時の6カ月間は、該当等級よりマイナス2等級程度のレベル、配転後、2度目の7カ月～12カ月までの6カ月間は該当等級よりマイナス1等級レベル、配転後3度目の考課を迎える異動して1年経過後からは、該当等級相当のレベルの仕事を担当できるように計画的に意図的に能力にふさわしい仕事が遂行できるように育成していきます。

　異動後の成績考課のつけ方は、前職の考課で、「申し分ない」「考課A」をとったとすれば、異動後もAの考課がとれるように配慮することが必要です。"異動後は職務基準を下げる"ことにより、成績考課は対応しなければなりません。なぜならば成績考課は、賞与、昇給等、金銭に直結するからです。

　また大事なことは、職務基準のバーを下げる期間は原則として"1年半から2年までの期間"です。2年経過時においては、役割と職能資格にふさわしいバーを設定しなければなりません。2年経過時においては、期待し要求する職能資格レベルを中心に職務基準を設定し職務の達成度を評価することになります。

　ここで、なぜ2年間なのかですが、職能資格制度においては、在級する資格を卒業したと判定する最短滞留年数を

原則として2年と定めています。また、真の能力を確認するためには2年間は、必要期間です。したがって、異動を行うのであれば"昇格直後に計画的に行え"が公平人事のルールです。

　上司と部下はこの2年間に二人三脚で、能力開発と職務拡大に向けて走らなければなりません。配転したスタッフも、同一部署で継続して同一職務に従事する者も、同じ土俵で勝負するのは配転者が2年を経験した後です。いや、それでも異動しない人のほうが有利だと思いますか。

　そうそう、もう少し先を話さないと理解してもらえないかもしれません。異動をした人のほうが有利にならないとおかしいのです。異動をすればキャリアは広がります。これからの経営環境激変の中で人事異動は避けられません。異動をすることによって職務の幅も広がり能力開発も進みます。また、管理者に必要な変化対応力は多くの仕事を経験することにより身につき、物の見方や考え方など、広い視野から多角的に物事を見られる力もつくようになります。

　管理職になるためにはキャリア＋3は必要です。同じ場所に3年は配置します。そして、しっかりとした現職務の職務遂行能力を身につけさせ、7年以上の者は当然に異動対象者として考えます。同じ部署で7年以上同じ仕事をやっていますと、どうしても現状維持業務に流れ、問題意識も薄れてきます。管理監督者にするためには、できるだけ多くの仕事を経験させ、実務能力と判断力を養っていかなければなりません。

これから師長や部長に昇進するためには、最低3回程度のキャリアを形成（異職種の経験）しておかないと管理者には登用推薦されません。キャリアパス等、異動すると不利になるようでは異動はできないのです。

　人材育成政策を掲げ、意識して異動を行うことが大切で、それが人材を育てる手段方法でもあるのです。一つの仕事に習熟したらその仕事を卒業させ、未知の仕事に異動させ、職務拡大を図っていきます。これが能力開発そのものなのです。

　最後に、昇格も人事異動の一つとして取り扱いますが、昇格したときは、その昇格した資格等級に応じて職務基準を設定しルールに従って考課を実施することになります。ですから上司は、部下との職務基準設定においては常に先を見て、昇格したときに戸惑いがないようにチャレンジぎみに仕事を与え、自信を持たせておくことが必要です。

(2) 配転と能力考課の関係は

　能力考課は職種別等級基準に基づき実施しますので、異動後は職務に不慣れになるため、異動直後の能力考課は下がらざるを得ません。したがって、そのように不利になるような人事考課は認めるわけにはいきませんので、異動後一定期間（1年半程度）は、処遇（昇格、昇進など）に結びつけないことが得策です。猶予期間を設けることが必要です。

　もし、この期間に能力考課を処遇に使うなどのケースが

遂行の努力　能力の高さ

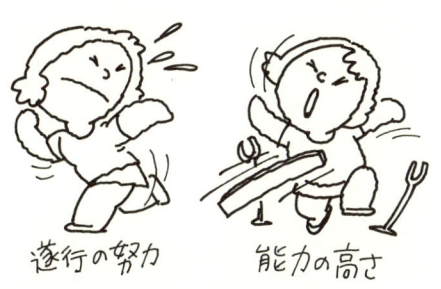

チャレンジの与え方

生じたときには、つまり本人に不利にならないように十分配慮することが必要です。どう配慮するか……公平な人事考課実施のためのルールが明確にされています。

その理論は、人事異動をする前の考課を勘案するということです。このルールが適用される期間は先に触れましたように異動後1年半までで、それから6カ月後の2年目の考課実施時には、期待され要求される職能資格等級に対して厳正に絶対考課を実施します。それまでに、何としても期待のバーは飛べるようにしておかなければなりません。

部下と上司でしっかりとした能力育成目標を設定し、1日も早く等級基準を満たすように二人三脚で頑張らなくてはなりません。"能力は意識してこそ光り輝く"のです。能力はチャレンジし磨き続けない限り劣化します。若い人の中にも若年寄りのスタッフをたくさん見かけます。部下一人ひとりに専門家としての自負を持たせ、自らを生かす武器を持たせることは、管理監督者（師長、主任さん）であるあなたの最も重要な役割（権限と責任）であることをもう一度しっかりと再確認してください。

さて、能力考課でもう一つの課題は昇格したときの取り扱いはどうなるかです。「1ランク下げる」などの操作は絶対に許されません。「昇格したばかりだから、その等級が期待する能力には、まだ程遠い。だから能力考課は低くつける」とすれば、絶対考課の基準は根底から崩れてしまいます。これではイメージ考課に逆戻りしてしまいます。あくまでも該当する等級基準に対して、どこまでも絶対考課を実施してください。これが能力考課です。

　能力考課と人事異動の大切なポイントを次に付け加えておきます。

　その一つは、昇格すれば人事異動を実施するというルールを明確にしておくことです。

　能力考課は昇格をメインとして活用しますが、異動後は先に触れましたように能力考課は一定期間（2年までの間）猶予されます。

　異動は計画的に、昇格直後に行えば新しい仕事についても不利はなくなります。2年までの間は能力考課は猶予されますから、この2年までの間で新しい仕事を完全にマスターするように上司の力を借りながら頑張るわけです。新スタッフが配転してきたときは、受け入れる上司（師長、主任さん）は、受け入れ計画をつくり、早期戦力化のための研修を徹底します。

　このようにして一つひとつ仕事を覚え習熟したら昇格し異動し、職務拡大を図り、好循環の輪を回し続けるそのエンジンが能力考課なのです。

(3) 人事異動したときの情意考課

情意考課にはS（Super）はありません。情意考課は、組織の一員として期待し求められている組織人としての行動基準（病院の慣行、ルール、就業規則など）に対して、どうであったかを問うものです。

申し分ない模範的態度であったとき「A」、組織人としての決まりを守り、報告、連絡、相談をきちんとやっていたのであれば、期待レベルとして「B」とつけます。

- 院内の規律を守っている。
- 身だしなみはいつも清潔できちんとしている。
- 患者さんやスタッフに対する言葉遣いが丁寧である。
- 仕事は最後まで責任をもってやり抜いている。
- 嫌なことがあっても職場の場をわきまえて感情をコントロールしている。
- 研究心があり、よく学習している。
- チームワークをもって仕事をしている。

等々、これら当たり前の行動で「B」と評価します。

さて、本題の人事異動したときの情意考課はどうなるのでしょうか。

異動は本人の意思を尊重して計画的にキャリア開発を行う方向で実施しますので、部下には、なぜ異動を行うのか…あなたのキャリアにどのようなメリットがあるのか…2〜3年先のキャリア開発後の姿を理解と納得がいくように明示します。人事異動の意図について十分に部下の立場に

立って話し合います。すなわち"モラールアップが図れない人事異動は失敗"です。

ですから、"異動を命ず"的な一方的な人事異動はしませんので、異動後の情意考課「B」以上に結果的にならなければ、人事異動を行った意味がないわけです。異動の主旨を十分理解し効果のある異動を計画的に実施してください。

(4) 管理者対象の業績考課はどうなる

成績考課に似た考課に業績考課がありますが、業績考課は師長さん以上に行う考課です。師長さんが新人看護師の仕事を期待レベル以上（申し分ない）で遂行したとき、師長さんであっても、新人看護師と同様に成績は立派と考課します。

しかし、何かしっくりとしませんね。そうです。師長さんや部長さんには、組織への貢献度が期待されているからなのです。組織への貢献度を評価するとなると、師長、部長さんにふさわしい目標が与えられていなければなりません。業績期待目標（固有の役割目標とチャレンジ目標）とその評価基準があらかじめ明確にされていなければなりません。

この固有の役割目標とは当該役職位および該当職責に対する日常の課業目標です。また、チャレンジ目標とは、拡大、革新、創造等のチャレンジをいいます。具体的には院内外にかかわる変化対応業務、病院経営方針の展開業務で

図表40　看護職5等級レベルの職務基準

職業レベル				
7		B		
6				能力開発
⑤			C	D
4	A			
3				組織維持

Aの場合……本人の能力以下の仕事が多く、マンネリ化し、能力開発に結びつきにくい。
Bの場合……本人の能力以上の仕事が多く、本人の意欲は湧くが、期待が過大となり、本人の負担が増大する。
Cの場合……意欲、成果、育成を配慮した理想的配分である。
Dの場合……要員構成などを考慮した現実的理想配分である。

す。

　師長や部長ともなれば、日常課業レベルの仕事をいくら立派に遂行しても当たり前といわなければなりません。みんなチャレンジをしかけてきますから、良い考課を得るためには、他の人以上に高いバーを飛んだ人が業績は良いと考課されるわけです。

　すると、人事異動時の業績考課をまともにやりますと下がってしまいます。不利になるようなことはやってはなりません。そこで、業績考課も能力考課と同様に一定期間中止することをルール化しておくことが必要です。

以上、配転と人事考課の関係を見てきました。最後に「課業の与え方と期待基準についての考え方」のポイントを図表40にまとめておきました。異動と職務基準のつくり方の参考にしてください。

8　人事考課のエラーをなくしたい

　「私を考課するのはだれ…ですか、山田師長ですか……。でも、山田さんは私の仕事のことは何にも知りませんよ。そんな人が私の考課ができるのですか…」

　病院で人事考課の話をしますと必ず出てくる質問です。そうです、仕事を知らない上司や部下の行動事実を持たない上司は考課者にはなれないのです。ここでいう行動事実は、私的な行動事実は一切入りません。私的な生活行動、性格や趣味、あの人が好き、嫌いの考課ではないのです。

　ここでは、人事考課にかかわる諸問題について取り上げてみることにします。

(1)　人事考課にかかわる諸問題

(1)　考課者である師長、主任はプレーイングマネジャーである。現場スタッフの一員であり、部下の仕事ぶりを把握したり、指導したり助言する時間がない。だから仕方がないじゃないの…と、そう心の中で思っている。

(2)　上司（師長、主任）とスタッフの話し合いは、上か

ら下へのヘッドシップ、ブレイクダウンが主体で、今日の目標、今週の目標、今期の目標について必ずしも部下が納得して目標達成に取り組んでいるわけではない。

(3) 上司（師長、主任）から部下へ今期の期待目標が明示されていない。だから、部下は何をどうしていいのか分からない。面接もなく、部内ミーティングも不十分。

(4) 上司（師長、主任）は職場の実態、職務の内容に精通していないので、部下に的確なアドバイスができない。したがって、どこが優れていてどの点が劣るのか、イメージの考課になっている。

(5) 組織としてのチームワークや目標達成を第一優先とするあまり、部下一人ひとりの能力レベルを配慮した業務配分を考えて配分する余裕がない。

(6) 人事考課を、育成やOJTの場面で活用するには、考課基準に照らして不足点や行動改善点を指摘することになるが、部下に対して、その欠点を指摘したくない、また、部下と気まずくなりたくない等という感情を持つ管理者がいる。

(7) 「『部下をしっかり育てて…』と言われたって、私だってプレーイングマネジャーで現場に入っているんだから…それは無理…。それだけの給料はもらっていないわ…」とシラケた管理者がいる。

(8) 病院の経営方針や方向性がよく分からないし、忙し

いからできるだけ細かい仕事には手をとられたくない。自分の仕事ができなくなってしまう。

(9) 考課者が自病院の人事考課制度の内容やルールをよく理解していない。そもそも人事考課の仕事は本来は人事課がやるべき仕事であり、余分な仕事をやらされていると考えている管理者が多い。

(10) 部門長と師長、師長と主任の連携や話し合いが少ないため、部門目標が部下への期待目標として連鎖していない。上司がそもそも部下と目標面接を適切に行おうとする意欲がない、等々。

以上から問題点は大きく、制度と運用上の課題、管理職のマインドの課題の2つに分類することができます。以上のような問題点を一つひとつ解決しない限り、次のように、いつまでたっても公正で公平な人事考課にはならないのです。

(1) 考課者により考課結果がバラバラ。

(2) 考課者が昇給とか賞与、昇格等への反映を考えるため、心情が働き甘く考課をしてしまう等、政策的な考課がみえみえ。

(3) 考課をつけた基準やその理由を聞いても、人によって抽象的であったり一貫したバックボーンがない。考課者の職業観や性格等によっても左右される。プロセスを重視する考課者もいるし、結果を重視する者もいるなど、考課の視点が考課者の主観によってバラバラ。

(4) 被考課者の職務の内容に精通していないために考課

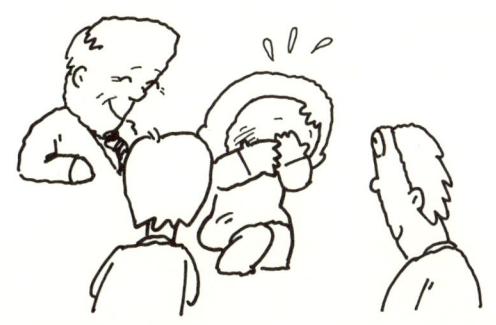

異なった角度から考課することで人事考課の信頼性が高まる

段階の判定ができない。そのために考課段階のバラツキや、考課B＝期待レベル＝「普通」に集中する。中心化傾向として表れる。

(5) 考課結果が能力開発、人材育成に役立っていない。問題は2つある。考課がきちんとつけられていないため、能力開発や行動改善に結びつけられないこと。

　もう一方の課題は、人事考課は正しく公平につけられているとしても、その人事考課結果を能力開発やOJTなどの人材育成にどのように反映するのか…、人事考課の活用の仕方が分からない。

(6) 上司評価と自己評価（部下評価）のギャップが大きい。上司評価においても1次考課者と2次考課者の考課結果のくい違いが生じている。

(7) 人事考課に甘辛が生じるのは人事当局に問題がある。しっかりとした人事考課制度を構築していないからである。自分の考課能力に問題があるとは考えない。

(8) 果たして公正な人事考課なんてできるのか…差をつ

けるために行うというイメージを持っているため、最初から正しい人事考課を行うために、何を、どうしたらよいのか…という自分の問題として、とらえていない。

(9) 考課要素の定義や着眼点が分かりづらい。自分の勉強不足を棚に上げて、マニュアルや人事考課教材等、考課者の勉強教材を手配していないからだと、人事が怠慢と考える。

　人事考課をつけさせるのであれば、人事課や事務課でいろいろ準備するのは当たり前。

(10) 考課実施時期に考課表が人事課から配られて、初めて部下の人事考課について考える。行動事実の記録もなく、人事考課のための人事考課になってしまい、能力開発や育成とは名ばかり。

以上、人事考課実施に際して必ず発生する主な問題点を拾ってみました。人が人を正しく評価することは難しいことですが、それでも現実の問題として、人が集まれば組織ができ、必然的に評価が発生します。その評価を可能な限り正しく評価するためには、

(1) 考課者としての適任者（部下育成のマインド、社会性、人間性、気力等を有する人材）を任命すること（仕事ができるだけでは考課者にはなれない）。

(2) 定期的に考課者研修を実施し、考課者のレベルアップを図ること。考課者研修には、自己啓発等自助努力の研修もセットする。

(3) 自己の主観やイメージ、先入観や好き嫌いの感情、思惑や打算、利害感情が入らないように「行動事実」に基づいた考課に徹する。考課表に考課をつけた行動観察表を添付させる。

(4) 学歴や性別、年齢、勤続年数などの年功基準で人を評価しないよう、能力、成果主義時代の管理者の役割、あり方などの研修を通じて、人事考課評定の理論や基本ルールを修得した者に人事考課権を与える等、現場の管理監督者が正しく評価を行える体制をつくる。

などが留意点です(図表41参照)。

(2) 人事考課のエラーを防ぐ諸対策

考課者が犯してはならない考課の誤りがあります。これを人事考課のエラーといいますが、考課者はエラーの原因を知り、エラーが生じないように事前の対策を講じていかなければなりません。

なぜ、エラーが生じるのか、その原因を探り事前に早め早めに対応策を講じていくことが大切です。

考課者が犯す誤りを見てみますと、人事考課の仕組みやルールを理解していない、知っていてもルールを守らない、主観やイメージで考課している、先入観で考課をしている、人事考課に人事政策を持ち込んだり、個人的な感情により意図的に考課をしているなど、部下の行動事実を確認していないために起こる原因が多いことに気づきます。

そのほか、人事考課の仕組みやルールを理解していても

図表41　人事考課の長期分析シート

職員コード	氏　名	年　齢	勤　続	所　属	等級職	役　職	分　析　者
年度 等級 職種	年 級 職	年 級 職	年 級 職	年 級 職	年 級 職	年 級 職	氏名　所属　役職
考課要素							（分析のコメント）
能力 / 修得能力 / 知　識	S A B C D	S A B C D	S A B C D	S A B C D	S A B C D	S A B C D	①優れている点
能力 / 修得能力 / 技術・技能	S A B C D	S A B C D	S A B C D	S A B C D	S A B C D	S A B C D	②成長・向上度が著しい点、その原因
能力 / 課題対応力 / 判断力	S A B C D	S A B C D	S A B C D	S A B C D	S A B C D	S A B C D	

240

							③今後一層成長させるための能力開発プラン
考	応能力	企画力	S/A/B/C/D	S/A/B/C/D	S/A/B/C/D	S/A/B/C/D	S/A/B/C/D
課	対人能力	折衝力	S/A/B/C/D	S/A/B/C/D	S/A/B/C/D	S/A/B/C/D	S/A/B/C/D
情意考課		規律性	B/C/D	B/C/D	B/C/D	B/C/D	⑥思わしくない点、その原因
		責任性	A/B/C/D	A/B/C/D	A/B/C/D	A/B/C/D	⑦本人の強みと弱み（育成点）

無意識のうちに誤った考課をしてしまうこともあります。

これらの人事考課のエラーへの対応策は、人事考課の基本をしっかりと学習し基本に忠実に意識して取り組むことが大切です。

後は人事考課に慣れることです。そのためには定期的な考課者訓練、面接訓練も必要で考課者の評定能力を磨くことです。人事考課のエラーとは何か、また、その対応はどうすべきかを次により理解してください。

① ハロー効果とは

ハロー（halo）とは、英語で太陽や月にかかる光の暈とか天子や聖人の像のうしろにさしている後光をいいます。したがって、ある特性について、「優れている」とか「劣っている」という全般的印象を持っていますと、その強い光でハレーションを起こし、それ以外のことは、全く眼に入らず、他の部分についても、すべて「すばらしい」と判定したり、逆にダメと思われる人物については、何もかも「悪い」と判定してしまう傾向をいいます。

これは部下の全体的、部分的な印象によって考課をしてしまうエラーです。"アバタもエクボ"や"坊主憎けりゃ、袈裟まで憎い"の諺が示すとおり、人はだれでもその人固有のハローを持っていますので気をつけなければなりません。

実例として、部下である幸子は、いつも師長の意見に賛成したり、師長の話にうなずいたり、もっとも、というように合図をします。また、会議のときにはきちょうめんに

ノートをとるふりをしていたのです。師長にとって幸子は忠実な部下であり、前向きだと気に入られ、彼女のことは、すべてにおいて良く見えてしまったのです。

実際の仕事面ではミスがあっても、それは、たまたまの例外であると好意的に解釈してしまった、などのケースが該当します。

幸子の人事考課は、具体的な行動事実に基づいて、一つひとつ考課要素に結びつけて分析考課をしていかなければなりません。一つの行動事実を一つの要素で、ルールに従って考課をすることが正しい考課の第一歩です。

② 中心化、極端化（分散化）傾向とは

中心化傾向とは、実際には優劣があるにもかかわらず、評価が「Ｂ」（普通）に集中し、その差が表れない状態を言います。人間には、一般的に"極めて優れている"とか"極めて劣っている"というような極端な考課を避けようとする傾向があると言われます。

特に人事考課においては、あたりさわりのない考課をと願う気持ちが自然と表れるのです。その結果、実際に反して極端な考課をためらったり、考課に自信がないとき、部下の行動事実を持っていないとき、また、考課要素の基準が不明なときに、中心化のエラーが起こりやすいのです。

一方、極端化（分散化）傾向とは、中心化傾向にならないよう「Ｓ」や「Ｄ」を意識的に増やしたり、考課をバラけさせる傾向をいいますが、ちょっと良いと「Ｓ」をつけたり、ちょっと悪いと「Ｄ」をつけたりすることをいいま

す。

　これらのエラーは、どこまでやるのかの達成基準が明確でないために生じる問題で、考課段階S～Dの価値基準の統一を図ることが大切です。また日ごろから部下の行動事実を把握し、考課要素や考課基準をよく理解し、自信を持って考課をすることが対処法です。

③　寛大化傾向とは

　実際より「甘く（良く）考課をしてしまう」傾向を寛大化と言います。何らかの思惑があったり、人情や、その他の人間関係に基づくもの、また、特によく知っている人や親しい人、好意を抱いている人、仕事の上で頼りになる人などについては、実際以上に意図的に、無意識的に甘く考課をしてしまうことがあります。考課者の性格によっても考課を全体的に甘くする寛大化傾向が生じます。

　考課者が部下によく思われたいために、「本当はBだがAにしておこう」、部下に憎まれないために「Cだが、仕方がないBにしておこう」とする、などです。

　これらのエラーを防ぐには、考課基準を明確にして絶対考課を行う、行動事実の分析考課を行うことです。また、部下との公私のケジメをはっきりつける。部下育成の役割認識をしっかりと持つことなどが対応策です。

④　論理誤差とは

　論理的に関係があると思われる要素について、勝手に拡大解釈し考課をするエラーです。

　考課者の考えすぎや論理的な飛躍（例えば知識がある者

は企画力もある…など)は、短絡的な考え方から生じます。

この対応策は、
- 人事考課要素の定義や着眼点をよく理解する。
- 考課要素の選択のルールを守る。
- 考課要素間の関係などについて自分勝手な判断を下さないようにする。
- 仕事の結果を通じて、部下の真の能力〔中間項をニュートラルな状態…(外部条件、内部条件、本人条件を正常にする)にする〕を見極める。
- 想像や推測を排除する。

などです。

⑤ 対比誤差とは

考課者が自分自身を基準(ものさし)として判定を下してしまうエラーです。考課者自身が保有する能力や特性によって部下を評価しますので、部下に対する要求水準が極端に高く、あるいは極端に低くなり、考課がブレてしまいます。要するに、考課者が自分の主観的な価値判断や固定観念で評価する場合に生じるエラーです。

このエラーの対策は、
- 自分を基準にして考課をしない。
- 日ごろから自分自身のくせをよく理解し、考課基準に照らして、正しく考課するよう心がける。
- 部下の職能レベル(等級基準)に留意して考課する。

などです。

(3) 人事考課の精度を高める多面考課

　人事考課のより一層の客観性と正しい人事考課の実施のために、多面考課の導入が効果的です。

　多面考課とは、人事考課の誤りを少しでも少なくするために、上司から部下を一方的に評価するだけではなく、部下本人の自己評価や同僚の評価、先輩および他部門の管理者および患者さんの評価など、多面的に考課する方法です。

　広義の多面考課は能力のほかに、意思や適性、キャリア、将来性等、能力を総合的に立体的に評価する方式ですが、ここでは、狭義の人事考課に絞って、ポイントを1～2紹介しておきます。

　多面的考課は多くの目で、その人の真の能力や行動事実を確認しますので、一方的な偏見による考課の危険性を防ぐことができますが、一方では課題もあります。それは評定者の決め方です。これについては以下の点に留意することが必要となります。

- 直接管理指導する立場にない者に考課してもらうことは無責任にならないか。
- 被考課者が周囲の目を意識した行動をとるようにならないか。
- 評定能力を有する人を考課者とする。

　場合によっては、考課の基本を勉強させ、または一定資格等級者（判断力を有する者）を多面考課者として任命します。考課記入に際しては、自信のない考課項目について

は評価しないことを徹底しておきます。また、上司の目の届かない現場で勤務する部下の考課は多面考課が有効です。ドクターや他部門の管理監督者の考課情報を基に、組織長であるあなた（師長、主任）が自ら確認した行動の事実を加えて人事考課を集約することになります。その他、患者にDMやアンケートの送付、インタビュー等の多面考課は客観性、信頼性の面からも大変に優れた方法です。

9 人事考課の実務

(1) 部下育成とチーム力評価

いつも電話をして感じることがあります。運悪く担当者がいないとき、あなたの部下はどのような対応をしているでしょうか。

「担当者は不在です」とだけ応答する。

「担当者は不在ですので、よろしかったら、ご用件をお伺いしておきます」、また、「担当者は不在ですので、戻りましたら、折り返し電話をさせます」など、用件を聞き自分で対応できることは答える、対応できないことのみ「折り返し担当者から電話をさせます」と答える。それとも、用件を聞いたスタッフが、親切に答える。

いちばんレベルが高いのは、最後です。チーム医療の推進は、どこの病医院でも重要なターゲットに取り上げています。ただの合言葉では困ります。組織で仕事をするので

すから、一人が欠けても残ったスタッフでその仕事を補う力を持っていなければなりません。組織力のない集団はマンパワーの烏合の集団です。チームのだれにたずねても即応できる体制が必要です。そのためには、どうしたらいいのでしょうか。各スタッフの担当すべき課業（仕事）を明確にして、その課業のやり方（どこまで、どんなやり方でできればよいのか…と、その課業を遂行するために知らなければならない手続きや規定などの知識、技術、技能等）をよく教え、また、本人の自己啓発を啓蒙します。

　課業分担は部下の能力にふさわしい仕事を、できるだけ、チャレンジぎみに与えるように留意します。そして、その課業を毎日、繰り返しやらせます。

　さて、ここまでのステップでしたら、やっているまたはOKと答える師長、主任さんも多いと思います。しかし、各スタッフへの課業配分は、部下の能力を評価して計画的に意図的に分担しているでしょうか。経験の有無にかかわらず、看護職として最低必要な職能条件（等級基準）はしっかりと押さえていますか。チーム医療を推進するための絶対必要な職能レベルを明確にしておかなければなりません。1つの課業を反復してやらせることによって熟練はしていきますが、あまり長い期間、同じ課業を担当させていますとマンネリ化とともに、能力はそれ以上伸びなくなってしまいます。

　その担当課業にはとても習熟するのですが、物事を自分の経験の枠の中でしか考えられないとか、柔軟な応用展開

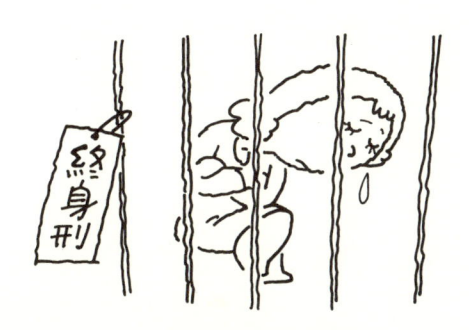

過去のイメージや考課期間外の出来事で考課をしない

能力に欠ける等の問題点や徴候が現れるのが一般的です。これらの現象は、学習能力によるものと説明できます。すなわち、限られた範囲の課業の遂行では職務遂行による思考がワンパターンになってしまいます。その仕事のやり方が身についてしまい、異なった仕事の対処においても、経験によるワンパターン思考で対応しようとするので、なかなかうまくいかない等の問題点が出てきます。

その結果、組織全体としても、能率が悪いなどの問題点が目に見えてきます。1つの課業に習熟したら、次には未経験の課業と入れ替え、担当者を順次変えます。そうすることによって、同じレベルのいろいろな課業が処理できるようになり、マンネリ化を防ぐことができるのと同時に、今の職場の状況に対応した人材の有効配置が可能となるのです。未経験職務とその職務の難易度（チャレンジ、レベル、アンダー課業）の関係をよく検討し、しっかりとしたタスクローテーション計画を組むことが必要です。

(1) 1つの仕事に習熟したら、可能な限りタスクローテ

ーションを行い職務拡大を図ります。習熟したかどうかは成績考課、能力考課で確認をします。職務拡大については本人の意向をよく聞きながら行います。上司は部下をどう育てたいのか、きちんとした考え方を持ち、本人とよく話し合うことが必要です。部下の要望をよく聞き、一致点を見つけ出すように努力することが大切で、自分の考え方を押しつけないように留意します。

　また、意思ある部下にはバックアップ体制をとり、フォローをしっかりと行うことが必要です。そして仕事への取り組み姿勢、やる気などは情意考課により考課します。

(2)　あなたは、病棟の責任者（管理者）として、部下に自分の考えや方針をはっきり示し、よく説明していますか。また、仕事の勘どころを部下に適切に指示しているでしょうか。あなたは、部下に新たな看護情報や必要な情報をすばやく伝えていますか。仕事の上で指導や注意すべきことがあったときは、はっきりと指摘し、厳しく部下を育てていますか。以上のような反省の上に立って、任されている担当チームのスタッフレベルをきちんと考課していますか。

よく師長、主任さんから、"うちの病院スタッフのレベルは低いわ…"などと他人ごとのような言葉を聞くことがありますが、それは自分で自分を貶(けな)しているようなものと認識してください。組織としてのマインドを確認したいと

思ったら、情意考課結果を集約してください。情意考課の考課項目の基本は、「規律性」「責任性」「協調性」「積極性」の４項目です。情意考課には等級概念はありませんので、部下の一人ひとりを考課の着眼点に照らして考課をしていきます。それを考課項目ごとに集約します。

例えば、自分の部下が５人いたとします。一人ひとりの考課をつけてから考課項目ごとに集約していきます。私のチームの「規律性」はAと考課された人が２人、Bが１人、Cが２人でした。この結果、チーム全体の「規律性」は、A（４点×２人）、B（３点×１人）、C（２点×２人）で、これらを合計しますと15点となります。この15点を人数の５人で割ると３点となり、合計の考課段階は「普通レベル」と考課されます。

しかし、「普通レベル」でも3.6点と3.0点では、その内容は明らかに違います。A考課、B考課等の考課段階を決めるルールを明確にしておかなければなりません。考課は厳しく、処遇には暖かくの思想を大切にする考え方で考課段階基準を決めれば、「６捨７入」となります。７は切り上げ、６は切り捨てです。

さて、人事考課を能力開発のためのツール（道具）として使うのであれば、人事考課を分析的に見ていかなければなりません。合計点で「B」であっても、その中身を確認したとき、「C」考課があるのは上司の責任です。「C」レベルを「B」の期待レベル（普通段階）にレベルアップをするのは上司の責任です。考課段階「B」を「A」にプロ

モートをするためには、本人のマインドと理解してください。

　情意考課を例示として取り上げ説明しましたが、成績・能力考課においてもまったく同様の考え方です。情意考課と根本的に異なる点は、等級基準に基づき考課理論が編成されている点です。能力考課は課業レベルがいちばん重要なポイントになります。部下、本人の職能資格レベルに見合った課業遂行の結果から能力の位置づけを確認します。等級別に、「知識」「理解力」「創意工夫力」「表現力」等の考課項目に沿って、一人ひとりを考課し、その総和でチーム力を考課します。

　ただし、資格が異なる部下を掌握する部署においては、ただ単純に合計してチーム力を算定することはできません。そこで、資格係数（例えば2等級1.0、3等級1.02、4等級1.04……など）を各人考課の合計点に乗算（例えば、山田さん3等級の考課点65点×1.02＝66.3点）し、部下全員の合計点を算出します。そして、その額を人数で割り算して平均点を出します。この点数があなたのチーム職能レベル点です。成績考課も同様の計算により、わがチームの今期の成果を把握することができます。

　このチーム力を上げるのも下げるのも、あなたの手腕一つにかかっているといえましょう。適正な人事考課を実施するには、師長、主任さんは忙しい中でも時間をつくり、部下の仕事ぶりを自分の眼で確認情報をとらなければなりません。そういう時間がどうしても持てなかった場合は、

現場のチームリーダーを介してでも必要な職務遂行行動の情報収集に努めなければなりません。部下の人事考課もきちんとつけられない人に、大切な人材を預けることはできないのです。

(2) 部下評価のための3つの判断行動

部下をしっかりと育成するには、人事考課を正しくつけることができなければなりません。そのためには、人事考課のつけ方のプロセスを理解することです。そのプロセスとは、「観察、分析、記録」の3つですが、これら3つの行動ステップを人事考課では、3つの判断行動といいます。

まず、第1の観察が正しくできるかどうかが、人事考課実施のスタートです。人事考課では、取り上げる行動、取り上げてはいけない行動があります。このルールを知らないと人事考課はつけられません。

例えば、私生活に関する行動、趣味、嗜好、性格に関するもの、個人的な感情（好き、嫌い）等の行動は一切取り上げてはなりません。人事考課の対象となる行動は、ただ一点「職務遂行行動」に限るのです。人事考課を実施するためには、「職務遂行行動」をしっかり把握することを心がけなければなりませんが、これらの判断を伴う選択を人事考課の「行動の選択」と言います。行動の選択の留意点は、先に述べましたように、日常の職務遂行における行動の事実に限定することです。

しかし、その「職務行動の事実」には有効期間がありま

す。仕事の結果や仕事への取り組む態度は、その時の気合いや仕事に立ち向かうマインドによっても左右されます。簡単にいえば、本人の仕事に対する意欲、精神的なスランプ、病気などの状態によっても容易に変化します（本人条件）。その他、上司の方針や指示、命令の適否など（内部条件）、また、医療行政の変化や季節異変による患者の増減など（外部条件）が、仕事の成果（成績・業績考課）や、執務態度として現れます。

　これらの成績や仕事への取り組み態度は一過性の性格を持ち、その時々の条件次第でいかようにも変化しますので、6カ月単位で行動事実を把握するのが適切です。把握した行動事実をベースに成績（業績）考課をつけます。

　一方、能力考課は成績（業績）考課を媒体にして、真の能力を把握します。能力考課は、外部条件、内部条件、本人条件等、成績や業績に及ぼした諸々の条件を客観的に考課し、修正を加え、真の能力考課をします。能力考課は累積して能力の成長を確認していきますので、慎重の上にも慎重に取り扱ってください。

　このすばらしい成果は、彼女の実力なのか、それとも上司の援助や協力によるものなのか……この結果をストレートに彼女の能力と考えていいのか、精神的な悩みや体調不良があったのではないか等、多角的にいろいろな角度から分析します。もし結果イコールと見られない場合は、加減点をして、真の能力を把握しなければなりません。すなわち、能力考課は、年2回の成績（業績）考課を媒体にして、

年1回の年単位で能力の位置づけを確認します。

　大切なことは、この期間の行動事実をしっかりと把握することです。忙しくてそんなことはとてもできない、また話や理論は分かる、という人がいます。しかし、その人は何も分かっていないのです。人の記憶ほどあてにはなりません。部下の育成や行動改善を真剣に考えているのならば、行動事実の記録をきちんとしてください。人事考課で取り上げる行動の範囲は、あくまでも職務遂行行動です。

　しかし、私的な行動であっても、これらの行動が病院や同僚、チームワーク等、職務遂行に何らかの悪い影響を及ぼした場合は、その程度により、人事考課の対象として取り上げる場合がありますので留意してください。

　以上から、人事考課の期間は、成績考課、業績考課、情意考課は6カ月間を単位として当該期間内にどのような成果を上げたか、また、どのような職務遂行行動をとったかを分析的に考課します。決して期間外の考課を持ち込んではなりません。そうしないと部下は努力することをあきらめてしまうでしょう。

　「あの人は、前にこんな失敗をやったの…だから、成績考課を良くすることはできない」、「10年前にはこんな事件があった」などと、今はまったく真面目に頑張っていても終身刑にしてしまっては、部下の意欲は完全に喪失してしまいます。考課期間が終了すればその期間の出来事は完全にキャンセルします。

　一方、能力のレベルアップや観察には時間を要します。

1年以上の慎重な観察、分析が必要です。そこで、能力考課は1年経過時に到達している能力の高さを確認します。さらに、それを次の期間へと継続発展させていきます。

　成績（業績）情意考課は、その都度清算しますが、能力考課は連続性を持って分析し、さらに次の期間へとつなげていくのです。人事考課の対象となる行動の把握ができたならば、次にその行動をどの考課要素で考課するのかを判断します。これを「考課要素の選択」といいます。人事考課をつけるためには、行動の分析作業が必要で、この分析が正しくできないと考課要素を選択することはできません。例えば、このように大失敗を犯した原因はどこにあったのか…「知識」が欠けていたからか…それともルールを守らなかった「規律性」に問題があったからなのか…などを分析し、いちばん直結する考課要素を選択し考課します。

　原則として、一つの行動事実は一つの考課要素に結びつけます。考課要素とは、成績、業績、能力をとらえていく上で指標となるものであり、考課要素の定義（意味、内容）をよく理解することが大切です。

　また、これからの人事考課は、上司（師長、主任）による上からの一方的な人事考課だけでは部下も納得しません。考課要素の定義については、常日頃から部下にも徹底を図り、理解させておいてください。部下自ら自己評価ができるようにしておかないと、面接などのフィードバック時に考え方のくい違いが出るからです。できれば、考課の着眼点を全部部下に配り理解させておくとよいでしょう。実際

に考課をする際には、着眼点が考課を進める"指針"となるからです。

　再三述べましたが、人事考課は職務遂行行動を介して行うものであり、職務の「遂行過程」と「結果」に現れたすべての行動が考課の対象になります。数ある職務遂行行動のうち、どの行動がどの考課要素に結びつくか、着眼点を一つの指針として検討し人材を見る目を磨いてください。選択した行動は、原則として一つの考課要素に結びつけますが、例外として極めて相関度が高い場合に限り、一つの行動を複数の考課要素に結びつけてもかまいません。それは島が異なるときです。島とは、成績（業務）・情意・能力考課を構成する「修得能力」「習熟能力」の４つの島です。

　最後は「段階の選択」です。考課のプロセスの記録に当たる部分ですが、大切なのは「期待レベル＝Ｂ」をよく理解することです。Ｂレベルを「普通」とも言いますが、Ｂとは各人に期待し求めている基準で、それをクリアしていれば「Ｂ」と考課するのが基本です。絶対考課は基準に対して、期待を上回ったＡ（＋）、期待どおりＢ（±）、期待レベルを下回ったＣ（－）の３つの考課が基本です。メリハリを付けるために、「Ａ以上のＡ」「Ｃ以下のＣ」など「Ｓ」「Ｄ」を設けてもよいでしょう。

　その他、考課段階選択の留意点は、部下がチャレンジをしたときの成績考課を"プラスワン"することを原則とします。ＢならプラスＩ点で「Ａ」、ＤならプラスＩ点で

「C」となりますが、部下にチャレンジさせた結果がC考課では、上司の部下指導力はなんてお粗末ということになるでしょう。

(3) 人事考課結果の考課表へのまとめ方

人事考課は期待像に対しての考課です。したがって、部下を考課するためには、必ず、上司（部長、師長、主任）から部下にあらかじめ、○○の仕事をどのように仕上げてほしいとか、あなたの職能レベルから考えれば、このような知識や技術、技能を身につけてほしい等期待像の明示が必要です。この期待像の共有化ができない限り人事考課をつけることはできません。

図表26の「人事管理と労務管理」（143頁）をもう一度参照してください。

等級基準や職務基準がなければ、職能考課も成績考課もつけられません。また、職群基準がなければ当然にアセスメントも発生しないのです。

年2回の成績考課の結果を媒体にして能力考課をつけます。このとき、留意しなければならないのは、必ずしも結果イコール能力とはならない点です。成績考課は結果そのものですが、能力考課は結果イコール能力と判定してよいのかどうか、中間項のあり方を考慮してそれらを正常な姿に修正し本来の能力を考課しなければなりません。

いかに能力があっても、例えば、近所に強力な病院ができた、医療保険制度の改正により患者数が減った、これら

は外部条件の変化等、やむを得ない状況によるもので、職員の能力が低下したわけではありません。

また、いかに能力があっても上司の指示や命令が適切でなければ良い結果が生まれないこともあります。3等級レベルの部下に5等級レベルの仕事を与え、ほったらかしにしておけば、結果は散々となるでしょう。

これらを内部条件といいます。能力＝成績となるためには、最後に本人条件のやる気、健康状態などが関与していないかどうかをよく見極める必要があります。

$$成績 = \begin{pmatrix} 外部条件 \\ 内部条件 \\ 本人条件 \end{pmatrix}^{中間項} = 能力$$

※ 中間項をニュートラルに

結果がでなかったのは、彼女は病気だったからだ、また、彼女は人事異動で意気消沈していたから、結果イコール能力と考課することはできない、とプラスマイナスの修正を加え、真の能力を把握するようにします。

能力と成績の間にある中間項については先にも触れたところですが、能力を判定する重要なポイントなので、よく理解をしてください。なお、成績考課は昇給・賞与に、能力考課は昇格に、アセスメントは昇進へと公正処遇に反映していきますので、しっかりとした契約書を作成し齟齬が生じないようにしておかなければなりません。

契約書に当たるものが「チャレンジカード」または「能

力開発カード」等と呼ばれるものです。その他、行動の事実を記録する「行動観察表」等を用意しておくことが必要です。結果に影響を与えた中間項については、忘れないうちにその事実をメモしておきましょう。図表22「チャレンジカード」、図表50「行動観察メモ」を参照してください。

① チャレンジカードの作成

人事考課をつけるには上司の期待像が明示されていなければなりません。この件については、再三述べてきたところです。

まず、今期、何を、どうやるのか、部下との話し合いで合意した目標を、業務目標欄に明記します。

業務目標内容は、主任以下一般職員クラス（1～5等級の看護師）は、日常定型業務（看護部門課業一覧表からの抽出）のうちからメイン課業を拾い出して記入してください。メイン課業とは、あるスタッフが担当する職務のうちで、最も時間をかけて遂行している課業で難易度とか、誰が担当しているかなどは一切関係ありません。課業とは職務を構成する一単位であり、例示として上げれば次のとおりです。

身体の清潔援助、測定の援助、救急時の処置、感染対策の管理、医療機械の取扱い、諸検査（介助）等で、これらの課業は一般職員の看護師さんが日常繰り返して遂行している定型業務です。

一般職員クラス（1～5等級）では、決められた仕事を決められた段取りや手順できちんと遂行できれば、良いク

ラスです。

しかし、資格が6等級、主任以上ともなれば、いくら定型業務が立派にできても立派と考課することはできません。看護師経験15年のキャリアを持つ師長さんが身体の清潔援助をいくら、きちんとできても当たり前であり、師長さんには師長さんとしてのふさわしい目標設定があるはずです。

主任さんレベルでは、定型業務主体に多少変化対応業務（院内外の問題解決業務など）を加えた目標設定が通常ですが、もう師長クラス等級レベル以上ともなれば、院内外の変化対応プロジェクトの推進が求められるクラスです。

病院経営にどのように携わり、経営をプロモートしているか、です。できる師長、部長クラスともなれば、このように経営戦略、戦術目標の設定とその遂行が求められます。看護部方針の各目標の達成度が大きなウエイトを持ち、考課されます。これらの変化対応業務をチャレンジの役割業務といいます。

例えば、看護師定着率（対前期比）の向上、患者数の増加、対前年同期比3％アップ、病床稼働率95％以上の確保等は、まさに戦略、戦術目標です。師長以上の管理職には日常の固有の役割業務のほかにこれら、チャレンジの役割業務の推進が期待されているわけです。

「チャレンジカード」には、やって当たり前の固有の役割業務は省き、チャレンジの役割業務のみ記入します。留意点はその設定した目標は、どのくらい、どの程度、いつまでに行うか、そのレベルを明確にすることです。

例えば、課業として、「身体の清潔援助」が設定されたとき、この課業をどんなレベルで遂行できればよいのか、です。等級基準が整備されている場合は、上司が誰に変わろうと期待像はいっしょです。
　「部分清潔のケアが原則に基づいて実践できる」
　「患者の状態に応じた寝具の交換ができる」
　この期待像に対して、どのようなレベルで課業が遂行されたのかを考課します。この基準どおりであったとすれば、考課は期待レベル「B」普通となります。
　それでは、「A」、「C」、「S、D」とは、どんなレベルで課業を遂行できればよいのかレベルの確認を行うのが目標面接の最大の目的です。
　したがって、部下と上司と膝を交えて課業遂行レベルについて徹底した話し合いを行ってください。「後輩を指導しながら身体の清潔援助をしている。患者の状態をよく理解し、意図的、計画的かつ主体的な立場で寝具の交換をしているレベルに達しているので、考課段階は「A」、期待レベルを上回っている（優れている）と考課する等です。
　一方「C」とは明らかに期待レベルに達していない状況で、これらの状況とはどのような状態や結果をいうのかを徹底して話し合い、コンセンサスを図っておくことが必要です。
　さて問題は遂行基準です。「期待レベル」で課業（仕事）が遂行されるためには、どのような手段や方法でやれば期待する成果が得られるか、です。このようなやり方で本当

にこの課業が期待の成果を上げることができるのかどうかを、徹底して話し合います。手段、方法は、何をどのようにどうするの形で、このやり方で、本当に目標が達成できるのか、机上論や作文情意で遂行基準が書かれていないかどうかを部下と上司で十分に話し合います。

期待目標欄の記入が終わったら、ウエイト欄を100点満点で記入します。ウエイト、経済性、効率性、可能性、緊急性等を勘案して優先順位を決めてください。業務目標は4〜5項目程度で設定し、ウエイト計は100点になるように点数化します。

ウエイトづけのポイントは、時間的処理ウエイトです。どの課業に最も時間をかけているか、部下の一日の業務処理のうちで一番時間をかけている課業はどれかでウエイトづけを行ってください。課業の難易度ではありません。

難しい課業が必ずしも重要な課業（ウエイト大）とはなりませんので留意してください。これら「チャレンジカード」の作成に当たっての留意事項については、師長、主任さんがよく理解し、部下各人に徹底しておかなければなりません。「チャレンジカード」作成の主体者はあくまでも部下自身であり、部下からカードの提出があって初めて「面接制度」がスタートするからです。

① **課業等級レベルの設定**

人事考課は課業別遂行度の考課です。どんなレベルの課業をどの程度遂行したか顕在化した能力を考課します。ただよくやっている、がんばっている、といったあいまいな

ものでは成績も能力もよくわかりません。どんなレベルの仕事をどれだけ遂行したかによって能力の位置づけが明確になるからです。

担当課業の難易度は等級基準を作成しているところでは、その等級基準に明記してありますので問題はありませんが、等級基準を作成していないところでは、次の便法基準により課業の等級指定を行います。すなわち、部下の担当課業の難易度はAかBかなど、その難易度を決めたら次にその課業の習熟度（深まり、高まり、広がり）を確認して等級指定を行います。

〈課業の難易度分類基準〉

A……単純、定型補助業務

B……熟練、一般定型業務

C……熟練非定型、判断指導監督業務

D……企画立案、管理業務

E……決断、調整、統率業務

一応、次の習熟度の関連を明らかにして課業の等級を定めます。

習熟度	イ ────	──→ ロ ────	──→ ハ
仕事のレベル 修得能力（知識、技術）のレベル	基本的な知識、技術、技能を必要とする	通常の知識、技術、技能を必要とする	高度の知識、技術、技能を必要とする
習熟年数の目安	経験1年以内	2～3年以内	3年以上

このとき、迷ったら必ず下位等級に位置づけることを原則とします。課業の等級指定ができて初めて、チャレンジとか、レベル、アンダーの職能意識が明確になります。次表は課業の難易度と習熟度による等級指定を表したものです。

難易度	病院規模（資格等級の数）				
	8等級	9等級	10等級	11等級	12等級
A	1	1～2	1～2	1～2	1～2
B	2～3	2～4	2～4	3～5	3～5
C	4～5	4～6	4～6	5～7	5～7
D	6～7	6～8	7～9	7～9	8～10
E	8	8～9	9～10	10～11	11～12

病院の規模による資格等級数の設定は、次の諸条件を勘案して9等級が望ましいのか、それとも10等級が適当なのかを判定します。

その諸条件とは、

(イ)職員数、(ロ)役職職階数、(ハ)平均年齢、(ニ)職員の能力分布状況、(ホ)病院の将来性、成長性

等で、これらを総合勘案して資格等級数を決めることになります。

例えば、職員数と平均年齢との関係で等級数を設定すれば次のようになります。

等級	職　員　数	
12〜	5,000人以上	職員の高齢化によっては＋1で考える。通常平均年齢が35歳を越えるか越えようとしていれば＋1とするのが適切
10〜11	1,000人〜5,000人	
9	100人〜1,000人	
8	10人〜　100人	

　平均年齢が高まれば、各人の等級格付は自然と上位等級にシフトした格付になりますので＋1で考えるのが適切です。

　平均年齢35歳を取り上げたのは、わが国の労働者の平均年齢を示しています。この年齢を越えていれば高齢化が進んでいる病院であり、また年功処遇で上位等級に格付されている職員が多いことを意味します。したがって、組織活性化のためにも上位階級を設けて、昇格努力を期待することになります。

　一方、役職職階数によっても等級数が増減します。部長、師長、主任の3つの役職職階制度の病院では、部長は8〜9等級、師長7〜8等級、主任5〜6等級の資格者の中から適性（人物、社会性、気力、体力等）を判定し最適任者を管理監督者に登用します。

　管理職は7等級以上、監督職は5等級以上とするのが一般的です。役職と資格等級の設定はレンジ（範囲）でセットするのが普通です。その理由は、職能資格制度は能力開発制度ともいわれる制度ですから、チャレンジで役職制度を設計します。本来、部長の本籍地は9等級ですが、下位

等級の8等級者からの登用を認めることによってその任を果たすべく努力することにより自信もつき、成長するというわけです。

さて役職職階数を4つに増やしたらどうなるのでしょうか。部長補佐の職階を新たに設ければ、部長は10〜9、部長補佐9〜8、師長8〜7、主任6〜5等級となることは明らかです。その他、職員の能力分布状況、病院の将来性等を考えて資格等級数を決定することになります。

職員の能力分布状況とは、特に活性化させたい職能層はどこかを定めて、その資格を2分割する方法です。基準で上下の資格に分離し格付します。当然に刺激が生じますが、これが病院の活力源となるのです。

病院の将来性については、今後どのように発展していくかを予測し、将来に耐えられるように今から手を打っておかなければなりません。医療収入の伸び、職員数の増減等を勘案して将来にも耐えられるように資格等級を決めることが大切です。

さて、資格等級数8等級の病院で課業評価がAと判定されたとしますと、その課業は1等級の課業であることが表から読み取ることができます。同様にBと評価されたときは、2〜3等級の課業であることを表しています。

なお、この課業の習熟度が低いと判定したときは、この課業のレベルは2等級となります。習熟度の深まりは最高で3段階（イ→ロ→ハ、援助を受けてできる、独力でできる、完全にできる）とします。

中間程度の深まりのある課業は2段階(独→完)、習熟度の浅いものはすぐに完全となります。A～Eの難易度評価ができたらイ、ロ、ハの習熟度評価を行います。深まり、高まり、広がりのない課業はすぐにイで完となり、その課業の等級指定が完了します。

深まりのある課業は、3つの等級にまたがり、等級指定は習熟度ハで完全にできるをもって当該課業の等級と定めます。

② 達成度評価の話し合い

期末の達成度についての評価を自己評価、上司評価を行います。

(ア) 自己評価は個々の業務目標について「達成基準」を基にどこまで遂行したかを確認します。

(イ) 自己評価は、＋±－の段階を基本として行います。＋……期待レベルを上回った。±……期待レベルどおり。－……期待レベルを下回った。ただし例外的に期待レベルをはるかに越える出来栄えであったときは、⊕を、－をさらに下回るほどの結果に終わった場合は△の印を記入しておきます(図表42参照)。

(ウ) 次に業務遂行ポイント欄余白に評価理由、具体的内容所見をメモしておきます。

(エ) 上司は自己評価を基に上司、部下間で原因分析を中心に次により話し合いを行います。
・目標達成の状況、程度はどうであったか
・自己評価の理由

- 自己の反省点
- 上司としての事態改善についてのコメント、提案および指導、援助、協力点など

です。以上、面接終了後、その結果を踏まえて次期目標面接へ連動させます。

③ 人事考課への反映

人事考課は先に述べたように、課業別遂行度を基本とします。

④ 情意考課の集約

情意考課の規律性、責任性、積極性、協調性等のチェック項目一つひとつについて目を通し、行動改善を要する項目をまず確認します。その結果－（期待を下回った。行動改善を要する項目）を±（期待レベル）に、±（期待レベルの情意行動）を＋（期待レベル以上、模範行動）にすべく目標を掲げて努力させます。

余白欄にはチェック項目にない着眼点で、その部下の行動改善項目として必要な行動内容を付け加えます。

期末にはすべてのチェック項目について一つひとつ考課をし合計点を算出し、項目数で割り算をし、平均点を考課段階に置き換え情意考課の考課項目ごとの考課段階が決まる仕組みです。

例えば、規律性の各チェック項目の考課が＋（A）±（B）＋（A）－（C）－（C）＋（A）のときは、A（4）＋B（3）＋A（4）＋C（2）＋C（2）＋A（4）に各々置換え＝計19÷6（着眼点の項目数）＝3.3→Bと判定される

図表42　難易度分類基準と

	説　明	知識技能	判　断
A	上司・上級者の具体的な指示・指導を受けながら行う業務。補助ないし、単純な繰り返しの定型業務（指示された方法で処理さえすればよい）。	高卒程度の基礎知識を要す。	所定の手順または、指示通りの方法に従っての仕事であり、ほとんど判断を必要としない。
B	上司・上級者の指示のもと定められた方法や基準に従い行う業務。 定型業務（単純、反復業務であるが、特定のまとまりのある仕事）。	マニュアル、規定その他これに準ずるもの等実務知識を要す。	マニュアル、規定等の適用にあたって、軽度の判断を行う。不明点は上司・上級者に指示を受ける。
C	上司・上級者の要点指示を受けて行う。 標準的処理手順は決められているが条件的変化の多い非定型的業務。	担当業務における専門的知識およびその関連業務の一般的基礎知識を要す。	業務の処理にあたって軽度の判断を行う。不明点は上司・上級者に指示を受ける。
D	複雑な知識またはかなりの専門的な知識ならびに長期の実務経験により行う。 企画立案業務。部門管理業務。	広範囲で高度な専門知識を要す。 また、管理知識を要す。	決められた方針に従い自己の裁量で仕事をすることが多く応用判断を要す。
E	病院の方針に基づき、担当部門の運営にかかわる複雑高度な管理・統率・決断・調整業務。	高度な体系的・理論的知識を要す。高度な管理知識を要す。	企画力・分析力・応用力等をもって、ほとんどの判断を自ら行わなければならない。

A　単純・定型補助業務　　　　　D　企画立案・管理業務
B　熟練・定型業務　　　　　　　E　決断・調整・統率業務
C　熟練非定型・判断指導監督業務

資格等級の対応関係（例示）

企　　画	折　　衝	責　　任
		他の業務への影響はほとんどない。
	定められた基準に基づく軽度な折衝。	失敗しても修正可能で他の業務へ若干の影響を与える程度である
課・場所の方針に基づく素案作成。	概括的な指示に基づき限られた範囲内での折衝。	基準的業務の急所をあずかっており、その誤りは他部門の調整も必要でやや影響が大きい。業務によっては機密性も必要とする。
課・場所の方針に基づく企画立案。部門の方針に基づく素案作成。	部門方針達成のため広い範囲での折衝。	業務的急所をあずかっており、その誤りは金銭的欠損、信用低下、業務のおくれ等をきたし他部門への影響も大きい。機密性を必要とする。
部門の方針に基づく企画立案。	重要事項に関する高度の折衝・決定。	失敗は業務全体に及ぼすか、対外問題にまで発展する可能性がある。

難易度分類基準

難易度区分	責　　　　　　　　　　任
A	他の業務への影響はほとんどない（失敗の可能性はほとんどない）。
B	失敗しても修正がきくので、周囲への影響はそれほど大きくはない。
C	失敗しても修正がきくが、その影響の範囲が他部門に及び系列作業に支障を及ぼす。
D	失敗は系列作業全般に遅れを生ぜしめるほどの影響を及ぼす。
E	失敗は他部門の業務全般にまで影響を及ぼすことがあるほか、対外的問題にまで発展することがある。

難易度区分	判　　断　　力
A	直接指示されるのでほとんど判断を必要としない。
B	作業手順や規定などの運用にあたって、多少の判断を要するが条件の変化による判断は要しない。
C	要点だけしか指示されないので、条件や状況の変化に応じて部分的に対応できる判断が必要。
D	決められた方針に従い自己の裁量で仕事をすることが多く対応的判断を要する。
E	包括的指示しか示されないので、ほとんど条件状況に合わせた判断は自ら行わなければならない。

難易度区分	精　神　的　負　荷
A	直接指示を受けしかも補助的な仕事しか行わないので、軽度の感覚的注意を払えばよい。
B	所定の手続きに従って仕事が遅滞なく、またミスなく行われているかを注意する程度。
C	常時慎重な注意が求められる。仕事の急所については、強度の緊張を必要とする。
D	瞬時の対応を迫られるときもあるので、業務全般にしばしば強度の緊張を必要とする仕事
E	仕事の内容が複雑多岐で、関連する事項が多く変化するため、強度の緊張が持続するか、あるいはその仕事を監督するための複雑な注意力を必要とする仕事。

A　補助、単純、定型　　B　事務作業　　C　実施、指導、監督
D　企画………管理　　　E　政策、決定、統率

等級別習熟度指定

習熟度指定	指定記号	指定記号	習熟度タイプ
深い	ハ	完↑ 独↑ 援	1〜2年で「援助をうければできる」、続く2〜3年で「独力でできる」、続く3〜4年たって「完全にできる」に到達する課業
中間	ロ	完↑ 独	1〜2年で「独力でできる」にまで到達し、続く2〜3年たって「完全にできる」に到達する課業
浅い	イ	完	1〜2年たって「完全にできる」に到達する課業

習熟の深まり度合いの基準

遂行レベル	記号	定義	上司からの指導援助の程度	下級者に対する指導	状況変化に対する適応性	実施責任は
「完全」にできる。	完	独力でできることはもちろん、かなり広い範囲で部下、後輩の指導もでき、状況変化に対応することもでき、責任をもって業務遂行ができる。	全く必要としない。	十分に指導できる。	十分に対応できる。	最終実施責任を負うことができる。
「独力」でできる。	独	指導や援助がなくても、少しはげの範囲を1人（独力）でミスがなく業務遂行ができる。	ほとんど必要としない。	部分的には指導できる。	指導を受けないと対応できない。	部分的な実施責任を負うことができる。
「援助をうけて」できる。	援	指導や援助をうけて一定の範囲でミスなく業務遂行ができる	ときどき必要とする。	指導することはできない。	対応できず上司に伝え指示を仰ぐ。	ごく部分的な実施責任を負うことができる。

第6章 看護職と人事考課

わけです。

⑤ 能力開発目標の設定

　期待基準（何を、どのくらい、どの程度、いつまで）を明確にして取り組まなければ期待の成果を短期間でものにすることはなかなかできません。

　能力開発のターゲットの材料は等級基準が整備されていれば簡単です。

　等級基準の修得要件欄からの抽出でよいわけです。修得能力は課業との関連で明記されていますので、この課業を期待のレベル以上で遂行するためにはどのような知識や技術技能を身につければよいのかで不足している能力を洗い出し、能力開発に努めればよいわけです。

　教育必要点＝期待される能力（職種別等級別職務遂行能力）－現有能力（職種別等級別現有職務遂行能力）が能力開発必要点となります。

　等級基準が未だ整備されていないところでは上司（師長、主任）が課業遂行度との関連を考え、インフォームド・コンセントの知識、ＭＥ機器の整備、点検の知識と技術、生理学、身体の解剖の知識など必要な知識、技術、技能を抽出しチャレンジカードの所定欄を使って明示することになります。

　能力開発状況は、能力考課の考課項目、知識、技術、技能の考課参考情報として活用します（図表43参照）。

図表43　業務目標の設定（例示）

山田正子、看護職2等級

目標項目	等級	ウエイト	達成基準	評価
1．入退院時の対応	2	30%	・入院患者に親切な優しい態度で接し病歴の聴取と入院生活の説明を的確にしている。患者からの不満は皆無に	（＋） A ↓ （4×0.3＝1.2点）
2．観　　察	2	20%	・バイタルサインを正確に測定・異常の早期発見と報告・ADLの観察	（±） B （3×0.2＝0.6点）
3．安全確保の援助	2	20%	・危険な障害物の発見と適切な報告・使用後器具器機汚染物の正しい取扱い	（－） C （2×0.2＝0.4点）
4．夜勤リーダー業務の実施	3	30%	・セクション内の全患者を把握してスタッフへの指導を的確に行う。 ・インフォームド・コンセントをきちんと	（±） B ↓ チャレンジA （4×0.3＝1.2点）

計3.4点
↓
病院の政策で決める。→6捨7入で
↓
5捨6入　　　　　　3点→B
6捨7入
※ 評価は厳しく、処遇は暖かくの考え方で。

第6章　看護職と人事考課

図表44　考課者、被考課者の区分（例示）

被考課者	一次考課者	二次考課者	三次考課者
医　　　師	医　　長	部　　長	副院長
看護職員	主　　任	師　　長	部　　長
医療技術員	主　　任	技師長	部　　長
事　務　員	係　　長	課　　長	部　　長

※専門職、専任職、次長等の役職者が在籍の場合は、必要ありと認めたとき、管理職の指示により考課表作成に参加する。
※一次考課者、二次考課者が被考課者の場合、順次二次考課者、三次考課者が一次及び二次考課者となる。三次考課者が被考課者の場合の考課者は院長となる。

(4) 人事考課と処遇への活用

人事考課結果を公平処遇へ結びつけるためには、人事考課の計量化など一つのルールがあります。人事考課はもちろん、絶対基準に照らしての絶対考課を行った結果を処遇に結びつけます。

結果は、計量化や一部甘辛調整などで修正を行ったうえで処遇に活用します。

① 考課者・被考課者の区分

部下の行動事実を持たない人は、いかなる理由があろうとも考課者にはなれません。組織上の上司であっても同様です。ですから、上司は部下がどんな仕事をしているのか、1週間に数時間でも部下の職務遂行行動の確認情報を得なければなりません。

病医院における一般的な考課者と被考課者の区分を示せ

図表45 成績・業績・情意考課(例示)

考課要素		等級								
		1	2	3	4	5	6	7	8	9
成績・業績考課	仕事の質	20	20	25	30					
	仕事の量	20	20	25	30					
	部下(下級者)の指導・育成					15	20			
	人材育成							20	15	20
	業務推進					30	30	20	25	20
	方針・指示の具現化					15	15	15	20	20
	利益貢献							15	20	20
情意考課	規律性	12	12	8	8	8	4			
	責任性	12	12	12	8	8	8	8	4	4
	積極性	12	12	12	8	8	8	8	4	4
	協調性	12	12	8	8	8	8	4	4	4
	企業意識							4	4	4

※情意考課にはSはない。点数配分はSを除いた考課ウエイト点数。

図表46　能力考課（例示）

考課要素		等級											
								統括職			専門職		
		1	2	3	4	5	6	7	8	9	7	8	9
修得・能力	知識・技能	30	30	35	40	25	20						
	専門知識							25	20	15			
習熟能力	理解力	25	20	20	20								
	判断力					20	20						
	決断力							15	20	25			
	創意工夫	20	25	25	20								
	企画力					20	20						
	先見力							25	25	15			
	表現力	25	25	20	20								
	折衝力					20	20						
	渉外力							15	20	25			
	指導力					15	20						
	管理統率力							20	15	20			

ば図表44のとおりです。

②　人事考課の活用別ウエイト

　人事考課を処遇に活用するためには、考課結果を計量化しなければなりません。例示として成績、業績、情意考課のウエイト点を参照してください。

　このウエイト点はパーフェクトの成績、執務態度のときの点数配分です。

図表47　考課者間ウエイト

	成績考課	情意考課	能力考課
一　次	2	1	1
二　次	1	2	1
三　次	1	1	2

　成績はS～Dまでの5段階のSの点数が明示されています。一方、情意考課はA～Dでの4段階の点数です。したがって、成績考課の仕事の質A考課の点数は、S＝20、A＝16、B＝12、C＝8、D＝4点を意味しますので、A考課をとったときは16点となります。

　同じように情意考課の規律性B考課の点数は9点となります。A＝12、B＝9、C＝6、D＝3点の配分です。

　考課段階が5段階の場合は満点を5で、4段階のときは4で割り算をし等差間隔でマイナスし考課段階ごとの点数を算出します。図表47は考課者間ウエイトです。

　成績考課において一番信頼性の高い考課は、一次考課者の考課です。なぜならば、職務基準の達成度について部下と上司で行ったり来たり確認し合い、一番成績の内容が分かるのは直属の上司（一次考課者）であるからです。

　ですから、成績考課においては、一次考課の主任が80点、師長70点、部長が70点をつけたとしますと、主任80点×2倍＝160点、師長70点×1倍＝70点、部長70点×1倍＝70点、で、合計300点÷4＝75点となり、この75点がS～Dの絶対考課の考課段階基準点に照らしてAかBかを判定することになります。

　何点以上はAと決めるわけです。情意考課では二次考課

図表48 考課結果活用時のウエイト（例示）

<賞　与>

	成　績	情　意	能　力
M	80	20	−
S	60	40	−
J	40	60	−

<昇　給>

	成　績	情　意	能　力
M	50	20	30
S	30	40	30
J	20	60	20

<昇　格>

	成　績	情　意	能　力
M	40	10	50
S	30	20	50
J	20	40	40

者に2倍のウエイトを能力考課では三次考課者に2倍のウエイトづけをするのが、一番信頼性のある考課となります。

　情意考課は客観性の点からも、部下と少し距離を置いた考課者のほうが感情が入らずに適正に考課ができるからです。「昨晩は遅くまで仕事をしていたんです。師長、1分、2分の遅刻なんてかわいそうですよ。いいじゃないですか」などと主任に情実が入る恐れがあるのです。

　一方、能力考課は仕事の結果を通じて、現資格等級の職能をどの程度充足しているかどうかの等級基準の充足度考課です（図表46参照）。

　一番背が高いのは誰かを見分ける場合は、大きな集団で一番高い木に登って見れば一目瞭然です。遠く離れた三次考課者に一番のウエイトを置くことにより、真の能力をより正確に把握することができます。計量化は成績考課と以

図表49-1　考課階段基準（例示）

	評価	基　　　　準
成績考課	S	期待した水準または内容・期日をはるかに上回り、これ以上望み得ない出来栄えである。
	A	期待した水準または内容・期日を十分に上回り、期待以上の出来栄えである。
	B	期待した水準または内容・期日どおりの出来栄えである。
	C	期待した水準または内容・期日をやや下回る出来栄えである。
	D	期待した水準または内容・期日を大幅に下回り不満足な出来栄えである。
情意考課	A	大いにそうであった。 大変よく実施遂行した。
	B	よく実施遂行した。 期待されたとおりの態度・意欲を示した。
	C	若干の不満は残るが、まあまあのところである。 もう一歩の努力意欲が望まれる。
	D	問題があり努力不足である。 あまり実施遂行せず、業務にも支障をきたした。
能力考課	S	現職務に通常期待されるところを越えた高度の質・量の業務を完全に遂行しうる例外的な能力を表す段階。
	A	現職務に期待されるところを円滑にこなしていくだけでなく、絶えず問題を発見しそれを解決して業務の質的改革向上を成し遂げる能力を表す段階。
	B	現職務に必要な条件を満たしポイントを押さえて、職務を無難に遂行する能力を表す段階。例えば業務については与えられた権限内で一応そつなく目標を達成する程度の能力段階。
	C	現職務に通常要求される条件に若干欠けるか、または担当職務の遂行にあたり質・量の面において一段の努力が望まれる段階。
	D	現職務に通常要求される条件にかなり欠ける面があり、担当職務の遂行に支障をきたしている段階。

図表49-2　考課段階基準（一般職能）（例示）

	S	A
仕事の知識	所属する部門における定型業務の全てについて精通している。	自己の担当している定型業務については精通しており、しかもそれに関する諸知識も豊富である。
仕事の技能	与えられた仕事を成し遂げるに必要な技能（機器や道具）について完璧であり、上司に代わって後輩を指導できる、インストラクター的なレベルである。	技術面において優れた能力を保有しており、そのレベルは、満足いくものである。
理解力	1）知識や技能の修得が著しく早く、標準の3分の1の期間で、そのすべてをマスターした。 2）のみこみが早く、指示命令に対し、すばやく正しい措置がとれる。	1）知識や技能の修得が早く、標準の2分の1の時間でマスターした。 2）のみこみが早く、指示事項を聞き返すことはない。 3）初めて説明するような新しい事、複雑なことも正確に理解し、正しく処理できる。
表現力	伝達事項や自己の意思を、正確かつ迅速に相手に伝えることができ、更にその表現方法も極めて効果的であり、全く申し分ない。	伝達事項や自己の意思を、正確かつ迅速に相手に伝えることができる。
創意工夫力	業務改善など、常に新しい着想・工夫のために問題意識を持って取り組んでおり、その成果は日常業務の中に活かされている。	1）仕事をよりよく進めるための手順や方法を常に考え、日常業務に活かしており、仕事の優先順位については自己の判断で最善の順位をつけられる。 2）成果を見通した具体的な改善提案を行っている。

B	C	D
自己の担当する定型業務については、ひと通りの知識があり、とまどったり、ミスを生じることはない。	業務知識について、不十分なところがあり、助言を要する。	業務知識がまったく不足しており、援助がなければ仕事にならない。
仕事を進めるうえで、支障のない程度の技能を有している。	技能が若干未熟なため、仕事に多少の支障が生じ、そのため、他の者の手を煩わすことのあるレベルである。	技能が未熟ゆえに、業務に支障を来し、常に誰か指導者をそばに置く必要があるレベルである。
1) 事業所が要求する標準の期間で知識、技能を修得している。 2) 指示命令事項を正確に理解できる。 3) 複雑でなければ、一度の説明でほぼ間違いなく理解できる。	1) 指示命令の内容がよくわからず、処理を間違うことがある。 2) 何度も説明を要することがある。 3) 明確なことでも、その都度、聞きに来る。	1) 指示命令の内容が、まったく理解できない。 2) 繰り返し説明しても、その内容を理解できない。
迅速さにやや欠けるが、仕事の経過や過程における出来事を正しく相手に報告することができる。	伝達事項や自己の意思を、正しい言葉や文字で表現できないことがある。	表現力がなく、相手に対し伝達事項や自己の意思が満足に伝わらない。
1) マンネリ化に陥らないように問題意識をもつように努めている。 2) 無駄にすぐ気づき、改善提案を行っている。	1) 慣習や前例に従って行うのが精一杯で、新しいものを考え出す力に欠ける。 2) 何事もなかれ的な対応をするところがある。	1) まったく創意工夫に関し、努力の跡が見られない。 2) 問題解決に対し、いつも傍観者として振る舞う。

図表49-3　考課段階基準（指導監督職能）（例示）

考課項目＼段階	S	A
仕事の知識	担当する課業について、権限委譲できるくらいの精通が見られるとともに、関連する業務についての基礎知識や、一般知識も申し分ない。	担当する課業について、十分精通しており、基礎知識や、一般知識からの情報も活用できている。
仕事の技能	与えられた仕事を成し遂げるに必要な技能（機器操作や道具の使用）は完璧に身につき、上司に代わって後輩を指導できるレベルであり、仕事を遂行するためのノウハウ蓄積も極めて豊富で、仕事上十分反映されている。	担当業務に求められる技能は十分身についており、仕事を遂行するためのノウハウ蓄積も豊富で、仕事への反映が見られる。
判断力	状況に応じて臨機応変に、的確かつ抜群の速さで判断を下し、問題の発生を未然に防ぐことができる。	状況に応じて、的確かつ迅速に判断を下すことができる。
企画力	1）目的達成のため、アイデアを具現化し、実行に移す手順や方法を的確に計画することができる。 2）業務上、抜群の考課を生み出す、優秀な提案（企画）があった。 3）上司を補佐するに必要な優れた計画力を有し、現にその右腕として業務を遂行している。	1）独創的で、即効性のある実用的な手段や方法を考え出し、具体的な提案（企画をした）。 2）業務上、かなりの効果が期待できる優れた提案（企画）があった。 3）上司・上級者を補佐するに足る素晴らしい企画力を持っている。
折衝力	1）抜群の折衝力を有し、上級等級者の中にあっても満足できる成果を上げることができる。 2）院内外からの情報収集力も抜群で、在籍等級レベルをはるかに上回っている。	1）言葉や態度に誠意が感じられ、感情を害さずに相手の申し出を断ったり、誠実さとテクニックで交渉を成功させる力を持っている。 2）院内外から必要な情報を、自在に収集できる力を持っている。
指導力	1）下位等級者を十分掌握し、信望も厚く、部門業務を推進する力を持っている。 2）仕事を下位等級者に任せ、出来栄えを正しく評価し、指導する力を持っている。	1）下位等級者を公平に扱い、心より協力させる力がある。 2）担当業務に関し、不備な点の指摘・改善方法の明示等、下位等級者を十分に指導・教育することができる。

B	C	D
担当する課業について、ひと通りの知識を持ち、そのほとんどをスムーズに処理できる。	業務知識について、多少不十分なところがあり、上司や先輩の援助が必要なときがある。	担当業務を主務として担当する知識がなく、ほとんどを副務あるいは補助としての知識しか持っていない。
業務遂行上、支障ない程度の技能を有しているが、ノウハウの蓄積においては未だ豊富とは言えず、実践の場において若干の不安要因が残る。	技能が若干未熟なため、仕事に多少の支障が生じ、そのため、他の者に多少の援助を要するレベルである。	技能が未熟ゆえに、業務に支障をきたし、常に誰か指導者をそばに置く必要があるレベルである。
迅速さには欠けるが、正確な判断を下すことができる。	1) 判断にかなりの時間を要する。 2) 下した判断に多少の難を認めることがある。	判断が欠如しており、業務に支障をきたす。
1) 業務上、現実に即した提案（企画）ができる。 2) 独創的な着想を持っているが、やや具体性に欠ける。	1) 提案（企画）には、多少ピントはずれのものが混じることがある。 2) アイデアは出すが、具体性に乏しい。	1) 企画力に欠け、慣習や前例に従ってやっているのが精一杯である。 2) 建設的な提案（企画）ができない。
1) 誠実温和で相手の感情を害することはないが、今一歩、押しが足りず、目的を達成できないことがある。 2) 必要な情報については、収集できる力を持っている。	1) 単純な交渉でも、手助けを要することがある。 2) 折衝時における態度や言葉に、若干の問題がある。 3) 必要とする情報の全てを、自分で収集することができない。	1) 関連部署や、関係先との折衝を任すことができない。 2) 折衝時における態度や言葉に、問題があり、相手の気分を害することがある。 3) 情報収集力に欠け、肝心な情報を集められない。
1) 部門内を一応無難にまとめ、トラブルはない。 2) 現状を維持していく程度なら、組織の力を一応発揮させることができる。	1) 仕事を下位等級者に任せず、自分で全てやってしまうことが多い。 2) 下位等級者を先入観や偏見でとらえる傾向がある。 3) 仕事の割り当てに偏りがあり、不満が出ている。 4) 部門内の良好なコミュニケーションを保てない。	1) 指導力不足で下位等級者にバカにされている。 2) 下位等級者の反抗や反感が多く、命令に従わない者が多い。 3) 派閥をつくる。 4) 下位等級者を指導・育成する力がない。

図表49-4　考課段階基準（管理職能）（例示）

段階 考課項目	S	A
専門知識	1）所管部署の運営に必要な広範な専門知識を有しており、その知識は周囲を納得させ得るもので、どのような角度から質問されても、とまどうことなく的確に回答することができる。 2）あらゆる事態の真相を見抜く広い専門的見識を有し、経営的視野に立った考え方で役員（経営者）を補佐する助言・提案をしている。	1）所管部署の運営に必要な専門知識を有しており、その知識は質問されても的確に答えられるものである。 2）真相を見抜く広い専門的見識を有し、道筋の通った考え方で役員（経営者）を補佐する助言・提案をしている。
決断力	1）状況や条件を考慮して、全事業所的かつ大局的な立場で、的確な決断ができる。 2）現在の状況や条件に基づき、近い将来に発生し得る問題や状況を予測でき、それに対処するための決断は正確かつ妥当である。	1）状況や条件を考慮して、的確な判断ができる（スピードを要する決断が的確にできる） 2）業務の優先順位や重要度の決断は、常に的確である。
統率力	1）部下を十分掌握し、信頼も厚く、部門業務を推進する力を持っている。 2）仕事を部下に任せ、出来栄えを正しく評価し、指導・育成する力を持っている。	1）部下を公平に扱い、心より協力させる力がある。 2）仕事の配分が的確であり、部門内を活き活きさせる力がある。 3）担当業務に関し、部下の不備な点の指摘、改善方法の明示など、部下を十分に指導教育することができる。

B	C	D
1）所管部署の運営に必要な一応の専門知識は有しており、質問には一応答えることができる。 2）ある程度の専門的見識は持っており、時には役員（経営者）を補佐する助言・提案をすることがある。	1）所管部署の運営に必要な専門知識は必ずしも十分持っているとは言えない。 2）役員（経営者）を補佐する助言・提案をすることはほとんどない。	1）所管部署の運営に必要な専門知識を持っているとは言えない。 2）役員（経営者）を補佐する助言・提案をすることは全くない。
1）急を要する決断には若干の時間を要することはあるが、通常、業務上の決断はまったく問題がない。 2）段取りや事前の点検等は完全にできる。	1）急を要する業務上の決断には若干の時間を要する。 2）通常、業務上の決断はおおむねできる。	常に管理者としての的確な判断を下すことができない。
1）部門内を一応無難にまとめ、トラブルはない。 2）現状を維持していく程度なら、組織の力を一応発揮させることができる。	1）仕事を部下に任せず、自分で全てやってしまうことが多い。 2）特定の部下のみに仕事をやらせる傾向がある。 3）部下を先入観や偏見でとらえる傾向がある。 4）仕事の割当に偏りがあり、不満が出ている。 5）部下の意見を押さえつける傾向がある。 6）部下の意見をまとめたり、苦情や不満の処理をすることができない。	1）指導力不足で部下にバカにされている。 2）部下を頭ごなしに力で押さえつける傾向がある。 3）部門内がバラバラにしている。 4）部下の反抗や反感が多く、命令に従わない者が多い。 5）部下を指導・育成する力がない。

図表49-5　考課段階基準（一般職能）（例示）

段階 考課項目	S	A
仕事の質	1) 仕事の手順は正確かつ緻密で、全く無駄がなく、常によく遂行した。 2) 仕事は綿密周到で、内容も充実しており、誤りも全くなかった。	1) 指示や命令に沿って、手順良く仕事ができた。 2) 仕事にミスや問題がほとんどなく、申し分なかった。
仕事の量	1) 常に期待以上の量をこなした。 2) スピードは全事業所レベルで見ても飛び抜けて早く、急ぐ仕事は全て任せたいくらいであった。	1) 一度に大量の仕事や、緊急の仕事を与えても、期限に遅れることはなかった。 2) 仕事の処理スピードは部署内一であった。
規律性		身だしなみ、言葉遣いも良く、規定・通達・命令等をよく守り模範的であった。
責任性		1) 与えられた仕事は、どんな障害があろうともベストを尽くし、困難を打開して貫徹しようとした。 2) 万難を排して誠実に自己の職責を完遂しようと努力し、決して責任回避をしなかった。
協調性		1) 誰とでも分け隔てなく協力できた。 2) 他部門の仕事でも積極的に協力できた。
積極性		1) 複雑困難な仕事でもファイトを持ってぶつかり、常に職務拡大に努めていた。 2) 関連性のある仕事を進んで覚えようと努力した。

B	S	D
1）日常業務は支障なく遂行した。 2）ミスのために迷惑をかけることはなかった。	1）段取りが悪く、他に迷惑をかけた。 2）ミスが目立ち何度か修正を要した。 3）早のみこみで、手違いや損失を招いた。	1）ミスが非常に多く、信頼が全くおけなかった。 2）同じ種類のミスを何度も繰り返した。
1）指示どおりの量を期限内に仕上げることができた。 2）一度に大量の仕事や緊急の仕事を与えたときは手助けを要することがあったが、業務に支障はなかった。	1）期限に遅れがちで手助けを要することが多かった。 2）仕事は丁寧だが期限に間に合わないことが多かった。 3）明らかに仕事のスピードが遅い。	1）仕事が遅く、常に手助けを要した。 2）業務に大いに支障があった。 3）急ぐ仕事や、期限の迫っている仕事は任せられなかった。
1）目立った、規律違反はなかった。 2）言葉遣い・挨拶・態度・マナーはきちんとできていた。	1）朝の挨拶、帰りの挨拶がないことが多かった。 2）欠勤、遅刻・早退の届を怠りがちであった。 3）無断外出や業務に関係ない行為が多かった。	1）無断欠勤（理由の定かでない当日の有給休暇も含む）があった。 2）反抗または扇動により職場秩序を乱した。
1）与えられた仕事は、早く、正確に遂行するよう工夫していた。 2）日常業務は、手落ちのないよう遂行しようと努力していた。	1）急を要する事や、当日処理すべき事を、翌日に延ばすことがあった。 2）重要な書類・物品の取り扱いに不備があった。 3）責任を他に転嫁することがたびたびあった。	1）日常業務を毎日惰性的に処理するだけであった。 2）ムラがあり、常に投げやりな態度がうかがわれた。 3）自分の責任を全て他に転嫁した。
1）求められれば嫌がらずに協力した。 2）意見や批判を述べたり、権利の主張はするが、チームワークを傷つけることはなかった。	1）他との折り合いが良くないことがあった。 2）特定の人には協力するが、それ以外は非協力的だった。 3）個人プレーや、スタンドプレーが目立った。	1）好き嫌いが激しく、よくトラブルを起こした。 2）自分本位で他との摩擦を起こすことがたびたびあった。 3）チームワークを乱すので、組織作業には不適であった。
1）仕事の改善にも留意し、まず誤りないことを目指していた。 2）与えられた仕事の自己啓発、改善提案は一応やった。	1）自分の仕事は今までのやり方を踏襲するだけで、改善に努めようとはしなかった。 2）進んでやろうとはせず、後からしぶしぶついて行くという態度であった。	1）仕事に対する熱意が見られず、毎日いやいや仕事をしていた。 2）嫌な仕事は引き受けなかった。

図表49-6　考課段階基準（指導監督職能）（例示）

考課項目 \ 段階	S	A
仕事の質	1) 仕事の手順は正確かつ緻密で、全く無駄がなく、常によく遂行した。 2) 仕事は綿密周到で、内容も充実しており、誤りも全くなかった。	1) 指示や命令に沿って、手順よく仕事ができた。 2) 仕事にミスや問題がほとんどなく、申し分なかった。
課業遂行度	1) 担当業務には一点の疎漏もなく、結果も期待をはるかに上回るものであった。 2) 行った仕事の量は、飛び抜けており、十二分に評価できた。	1) 担当業務には疎漏もなく、結果も期待以上のものであった。 2) 行った仕事の量は、十分に評価できるものであった。
規律性		身だしなみ、言葉遣いも良く、規定・通達・命令等をよく守り模範的であった。
責任性		1) 与えられた仕事は、どんな障害があろうともベストを尽くし、万難を排して完遂した。 2) 自己の職責を全うし、決して責任回避をしなかった。
協調性		1) 誰とでも分け隔てなく協力できた。 2) 他部門の仕事でも積極的に協力できた。
積極性		1) 複雑困難な仕事でもファイトを持ってぶつかり、常に職務拡大に努めていた。 2) 関連性のある仕事を進んで覚えようと努力した。

B	C	D
1）日常業務は支障なく遂行した。 2）ミスのために迷惑をかけることはなかった。	1）段取りが悪く、他に迷惑をかけた。 2）ミスが目立ち何度か修正を要した。 3）早のみこみで、手違いや手損を招いた。	1）ミスが非常に多く、信頼が全くおけなかった。 2）同じ種類のミスを何度も繰り返した。
1）担当業務には疎漏が若干あったが、結果は期待レベルであった。 2）行った仕事の量は、期待レベルであった。	1）担当業務にときどき疎漏があり、期待レベルを下回った。 2）行った仕事の量は、期待レベルを下回った。	1）担当業務において疎漏を大幅に期待レベルを下回った。 2）行った仕事の量は、期待レベルをはるかに下回り、評価するに値しなかった。
1）目立った、規律違反はなかった。 2）言葉遣い・挨拶・態度・マナーはきちんとできていた。 3）決められた業務処理方法を守っていた。	1）朝の挨拶、帰りの挨拶がないことが多かった。 2）欠勤・遅刻・早退の届を怠りがちであった。 3）無断外出や業務に関係ない行為が多かった。	1）無断欠勤（理由の定かでない当日の有給休暇も含む）があった。 2）反抗または扇動により職場秩序を乱した。
1）与えられた仕事は、早く、正確に遂行するよう工夫していた。 2）日常業務は、手落ちのないよう遂行しようと努力していた。	1）急を要する事や、当日処理すべき事を、翌日に延ばすことがあった。 2）重要な書類・物品の取り扱いに不備があった。 3）責任を他に転嫁することがたびたびあった。	1）日常業務を毎日惰性的に処理するだけであった。 2）常に投げやりな態度がうかがわれた。 3）自分の責任を全て他に転嫁した。
1）求められれば嫌がらずに協力した。 2）意見や批判を述べたり、権利の主張はするが、チームワークを傷つけることはなかった。	1）他との折り合いがよくないことがあった。 2）特定の人には協力するが、それ以外は非協力的だった。 3）個人プレーや、スタンドプレーが目立った。	1）好き嫌いが激しく、よくトラブルを起こした。 2）自分本位で他との摩擦を起こすことがたびたびあった。 3）チームワークを乱すので、組織作業には不適であった。
1）仕事の改善にも留意し、まず誤りないことを目指していた。 2）与えられた仕事の自己啓発、改善提案は一応やった。	1）自分の仕事は今までのやり方を踏襲するだけで、改善に努めようとしなかった。 2）進んでやろうとはせず、後からしぶしぶついて行くという態度であった。	1）仕事に対する熱意がみられず、毎日いやいや仕事をしていた。 2）嫌な仕事は引き受けなかった。

図表49-7 考課段階基準（管理職能）（例示）

段階 考課項目	S	A
管理・統率・調整	1) 経営方針・政策に沿った業務を具体的に推進しており、業務成績も完全に満足のいく結果であった。 2) 他部門との意思の疎通も全く問題なく、理想的な業務運営であった。	1) 経営方針・政策に沿った業務を推進しており、業務実績もまずまず満足できる結果であった。 2) 他部門との意思の疎通も十分であった。
課業遂行度	1) 担当業務の検閲には疎漏がなく、結果も期待どおりであった。 2) 行った仕事の量は、飛び抜けており、十二分に評価できた。	1) 担当業務の検閲には疎漏がほとんどなく、結果もほぼ期待以上のものであった。 2) 行った仕事の量は、十分に評価できるものであった。
部下指導	1) 部下に対する日常業務の指導において、極めて優れたリーダーシップを発揮することができた。 2) 部下の能力を正しく把握し、個々の能力を伸ばすよう指導・援助を行うことができた。	1) 部下に対する日常業務の指導において、リーダーシップを発揮することができた。 2) 部下の能力を伸ばすよう指導・援助を行うことができた。
責任性		1) 部下に権限委譲した後も、その仕事について責任回避をすることはなかった。 2) 下級者の失敗についても、進んで責任を取った。
積極性		1) 複雑困難な仕事でもファイトを持ってぶつかり、常に職務拡大に努めていた。 2) 関連性のある仕事を進んで覚えようと努力した。

B	C	D
1) 経営方針・政策に基づいた業務を推進していた。 2) 他部門との意思の疎通は、特別問題なかった。	1) 経営方針・政策に基づいた業務を推進していたとは言い難い。 2) 他部門との意思の疎通が欠けるときが見受けられた。	1) 経営方針・政策を無視した業務を実施しており、指導に対しても応じなかった。 2) 自部門のことしか考えない言動があった。
1) 担当業務の検閲には疎漏が若干あったが、期待を裏切ることはなかった。 2) 行った仕事の量は、期待レベルであった。	1) 担当業務の検閲にはときどき疎漏があり、期待どおりにいかないことがあった。 2) 行った仕事の量は、期待レベルを下回った。	1) 担当業務の検閲には疎漏が目立った。 2) 行った仕事の量は、期待レベルをはるかに下回り、評価するに値しなかった。
1) 部下に対する日常業務の指導は一応支障なく行うことができた。 2) 部下の能力を伸ばすための指導を行い、ある程度の成果を得た。	1) 部下に対する日常業務の指導はほとんど行わなかった。 2) 部下の能力を伸ばすための指導は、あまり行わなかった。	1) 部下に対する日常業務の指導は、全然行わなかった。 2) 部下の能力を伸ばすための指導どころではなかった。
1) 与えられた仕事は、早く、正確に遂行するよう工夫していた。 2) 日常業務は、手落ちのないよう遂行しようと努力していた。	1) 急を要する事や、当日処理すべき事を、翌日に延ばすことがあった。 2) 重要な書類・物品の取り扱いに不備があった。 3) 責任を他に転嫁することがたびたびあった。	1) 日常業務を毎日惰性的に処理するだけであった。 2) 常に投げやりな態度がうかがわれた。 3) 自分の責任を全て他に転嫁した。
1) 仕事の改善にも留意し、まず誤りないことを目指していた。 2) 与えられた仕事の自己啓発、改善提案は一応やった。	1) 自分の仕事は今までのやり方を踏襲するだけで、改善に努めようとはしなかった。 2) 進んでやろうとはせず、後からしぶしぶついていくという態度であった。	1) 仕事に対する熱意が見られず、毎日いやいや仕事をしていた。 2) 嫌な仕事は引き受けなかった。

図表50　行動観察メモ（一般職能層）（例示）

考課対象者		資格等級	

記録月日	考課者は部下の行動の中でよかったこと、注意したこと、指導・教育点等について下記事項に留意し記録してください。 ○考課対象期間を通じて職務遂行に関する事実を記載しておく ○事実はできるだけ具体的に記載しておく ○右の考課要素の中から対象者の考課に該当する要素を選択する 　　　　　　　（考課要素は考課表を参照） ○考課要素の欄には考課段階〔＋・±・－〕を記入する

月	日	指導・教育メモ欄
		計

等級	対象期間	平成　年　月　日　〜　平成　年　月　日								

考課要素										備　考
成績考課		情意考課				能力考課					〔特記事項・中間項等〕
^		^				修得		習熟			
仕事の質	仕事の量	規律性	責任性	積極性	協調性	仕事の知識	仕事の技能	理解力	創意工夫	表現力

図表51 成績（業績）考課・情意考課の考課要素（例示）

	一般職能層 1～4等級	指導監督職能層 5～6等級	統括職能層 7～9等級	専門職能層 7～9等級
成績・業績考課	仕事の質	部下（下級者）の指導・育成	人材育成	業務推進
	仕事の量	業務推進	業務推進	方針指示の具現化
		方針指示の具現化	方針指示の具現化	利益貢献
			利益貢献	
情意考課	規律性	規律性	企業意識	企業意識
	責任性	責任性	責任性	責任性
	積極性	積極性	積極性	積極性
	協調性	協調性	協調性	協調性

図表52 能力考課の考課要素（例示）

	一般職能層 1～4等級	指導監督職能層 5～6等級	統括職能層 7～9等級	専門職能層 7～9等級
修得能力	知識・技能	知識・技能	専門知識	専門知識
習熟能力	理解力	判断力	決断力	決断力
	創意工夫	企画力	先見力	先見力
	表現力	折衝力	渉外力	渉外力
		指導力	管理統率力	

下同様です。

　なお、職能資格別ウエイト例示を図表48に紹介しました。賞与への活用は成績と情意考課で満点として職能資格等級のグレード（M＝マネジメント、S＝シニア、J＝ジュニアクラス）でウエイト点を変えます。これは職能の違い、役割の違いを考えれば、当然といえるでしょう。

　さて、昇給、昇格は成績、情意、能力考課で満点としますが、昇給はJ、Sとも情意にMは成績にウエイトを大きく、昇格はJ、S、Mともに能力考課にウエイトを置いている点に留意をしてください。

　良い仕事をやり、成果を上げた者には賞与を、一生懸命にがんばっている者には昇給を、能力のある者には昇格をの処遇への反映の大原則に則り、人事考課を公正活用されることを願ってやみません。

10 コンピテンシー評価とは

　最近、コンピテンシー評価が話題を集めています。その理由は、「コンピテンシーは目に見える行動特性を把握するのでわかりやすい」ということではないかと思います。コンピテンシーは一般的な能力ではありません。コンピテンシーは、「高い成果を恒常的に生み出すために必要な高成果実現行動特性」と訳されています。コンピテンシーで大切なことは、その行動特性（以下ディクショナリー）は再現性があるか否かです。継続性が大切であり、そのディクショナリーは、必ず成果に結びつく行動に限定されます。しかし、成果に目がいくあまりに、ややもするとプロセスとしてのコンピテンシーが見落とされる心配があります。プロセスの結果が成果ですから、プロセスがしっかりしていなければ、当然ながら期待する成果を得ることはできません。

(1) コンピテンシーの構成

　高業績者（ハイパフォーマー）の行動を分析してみますと以下の通りです。
① 高成果を実現しているディクショナリーは地下に隠れて見えない部分と地上に出て見える部分とがある。
② 樹木でいえば見えない部分は根であり、見える部分は、幹であり、枝である。

```
                    ┌─ 根コン ──（性格、素質）
                    │   …ベーシックコンピテンシー
                    │   社会人として必要なもの
  高成果実現 ───────┼─ 幹コン ──（知識、技能）
  行動特性          │   …コアコンピテンシー
                    │   職責共通に求められるもの
                    └─ 枝コン ──（職種別競争力）
                        …ファンクショナルコンピテンシー
                        専門性の高いもの
```

　根がしっかりしていなければ、幹を太らせ、枝を張り養分を地下から吸収することができません。根がしっかりと張っていればこそ大風や台風にも耐えることができます。この根の部分は、性格や素質など人材育成の基本的な核になる部分です。良い仕事をする人は性格も良いし、使命感や人間性、社会性にも優れた人が多いと言われています。これらの使命感や人間性、社会性等の項目は職業人、社会人として、成功の可能性の高いクラスター（評価項目）です。根がしっかりとしていれば、幹も太くなります。幹コンは、知識、技能など職責共通に求められるコアコンピテンシーであり、この知識や技術がなければ仕事を正常に推進することはできません。また、枝コンは専門性の高いクラスターです。職種別競争差別化のために必要なコンピテンシーです。一流人材は、この枝コンのクラスター、専門知識、技術、革新力、問題解決力、状況判断力、積極性などに極めて優れた人が多いのです。

(2) コンピテンシー評価の活用

　一人ひとりの行動特性をコンピテンシーモデルで測定します。すなわち、コンピテンシーには2つの流れがあります。それはアメリカモデルと日本モデルです。アメリカモデルは、社員が取るべき行動を事細かく、手順、方法など遵守事項まで明確に決めています。"優等生モデル"です。これに対し日本のコンピテンシーは全社員が共有すべき価値観、行動モデルによる話し合い、共有すべき価値観や行動モデルを参考にして動くバリューモデルと言われています。さて、コンピテンシー評価は、期待実力像評価とも言われ"今…をしている"の表現で特徴を表わしています。コンピテンシーは、成果からそのプロセス行動を分析的に洗い出しているのに対し、人事考課は能力考課であり"…ができる"から結果や成果に結びつけていきます。

　出口から入るか、入口から入るかの違いがありますがどちらかと云えば、最後の結果、成果の中身を見る方が分かりやすいと云えるでしょう。コンピテンシー評価の活用は採用、適材適所の配置、教育、組織活力診断、表彰、賃金処遇等全ての基準に使用されます。適材適所配置では、どんな行動特性を持った人が課長に適任なのか、状況対応力、情報活用力、危機管理能力、コミュニケーション力、感性に優れた人なのか、人事課長のクラスターは何が特に優れていなければならないのかなどクラスターの条件を満たした人が選抜されます。教育では、本人と上司が一つひとつ

のディクショナリーを吟味しながら相互に評価していきます。ディクショナリーとのギャップの解消が教育であり、行動改善です。組織活力診断では、部署別に部員のコンピテンシー得点（平均点）を算出し、活力度合いを判定することができます。

更に6ヵ月に1回無記名での投書を行い、コンピテンシーベスト得点者を発表、表彰することもできます。人材採用では、コンピテンシーの内容（ディクショナリー）を基に職種別の行動特性を把握する質問事項をあらかじめ整理しておき、活用します。ペイ、フォア、コンピテンシー活用では、ディクショナリーを点数化し総合点で職責等級を決めます。等級が決まれば職責給が必然的に決まります。

以上コンピテンシー評価は、新しい評価制度として注目されている実力評価像です。成果からディクショナリーを洗い出しており、目に見える顕在化した形になっている行動特性として表現していますので分かりやすいのが特徴です。一方、人事考課は、職能分析であり能力開発に重点が置かれています。

若いうちは、可能性、能力、開発、の人事考課を、35〜40歳をすぎたら実力発揮、人材活用のコンピテンシー評価に切換えることが大切です。それは、まさに時代ニーズと云えるでしょう。

（例示）コンピテンシークラスター

人材は成長する木材
人材　Competency

枝
- 専門スキル
  - 専門知識、技術
  - 状況対応力、問題解決力
  - 目標達成力、折衝力、革新力
  - 演出力、情報活用力、企画計画力
  - 評価力、組織力、危機管理力、時間効率性

幹
- 能力マインド
  - 知識、技術、技能
  - 指導力、状況判断力、コミュニケーション力、情報指向、規律性
  - 協調性、積極性、責任性

根
- 性格素質
  - 感性、ロマン、意欲、体力
  - 忍耐力、使命感、価値観

11 人事考課ケースQ&A

Q1．始業時間15分前出勤は、職場慣行として定着しています。しかし、いくら云ってもぎりぎりに飛び込んでくる新人がいるのです。いくら注意してもなおりません。しかし遅刻ではなく、どう評価すれば良いのか困っています。

A1．遅刻はしていないので人事考課では評価はしません。また時間外です。しかし、社会人、職業人としての立ち振舞いは気になります。始業時間15分前出勤が期待する人材像（行動内容）として全社員に明示されているなら適性（社会性）に欠けると評価することができるでしょう。評価はコンピテンシー評価です。人事考課は、職能分析でありコンピテンシー評価とは領域が異なります。

Q2．いつも上司が突発的にいろいろの仕事を命じるので目標が計画的に達成できないと部下に言われどう考課したら良いのか困っています。

A2．成績考課は結果が全てであるのでどんな状態であっても結果が悪ければ、悪い、良ければ良いと評価します。また目標面接で約束した職務基準の達成が未達であれば責任性も問題ありと評価します。なお、突発的な業務については緊急性、影響度等も勘案してその都度優先度を見直し、職務基準の変更、修正、加筆を行

い、状況の変化に対応することが必要です。

Q3．ルーチン業務を部下に指示したら「今、ほかの仕事で忙しいのでできません」と断られた、のです。どう考課したら良いのでしょうか…。

A3．まず上司は部下の担当職務内容について確認、情報をとり部下に優先順位を明示することが必要です。優先度の高い上司の指示命令業務に対して「他の仕事で忙しい」と断るのであれば服務規律違反として「規律性」に問題あり（C）またはその程度により（D）と考課するのが妥当と云えるでしょう。

Q4．仕事がいっぱいあったが上司が早く帰れと云うので帰宅しました。今日は、昨日の残務処理で業務に支障をきたしたと部下は云うのです。この場合、何をどう評価したら良いのでしょうか…。

A4．結果が全てです。どのような状況であっても業務に支障をきたしたのであれば成績考課は問題あり（C）と評価します。また同様に情意考課は業務遂行に支障をきたしたので責任性は問題あり（C）と評価します。

Q5．仕事の優先順位の判断がまずく常に残業になる場合の人事考課はどうつけたら良いのでしょうか。

A5．成績考課の考課項目（仕事の量）で評価は（C）とつけるのが1つの答です。人事考課の答とは関係ありませんが、ただここで気になるのは上司が部下の役割や能力に見合った業務を与えているか、否かを確認してみる必要があります。仕事の与え方により人事考課

結果は変わってくるおそれがあるからです。能力に見合った仕事を与えることを基本にまたチャレンジぎみに仕事を与えて部下の能力を開発することは管理者の重要な職責の1つです。

Q6．欠勤、遅刻が非常に多くその原因を調べてみますと家庭事情にあることが分かりました、その場合の人事考課はどうつけたらよいのでしょうか。

A6．事実に基づいて遅刻は遅刻、欠勤は欠勤と考課（情意考課）します。ただし、上司は部下との相談の場を持ち、原因分析とその解決に向けて良く話合うことが大切です。

Q7．仕事にはよく精通しています。しかし、同僚との人間関係は悪く、いさかいを起したり、上司の指示命令も聞かないことが多々あります。そればかりか自分が気にいらないと暴言をはく、部下の人事考課はどうつけたら良いでしょうか。

A7．「仕事には良く精通している」の行動から能力考課の考課項目（知識）は「A」と評価します。その他、情意考課は「上司の指示命令も聞かずに暴言をはく」の行動から服務規律に問題ありと考え「規律性」で「C」又は「D」と評価されるでしょう。「指示命令を聞かないと暴言をはく」その程度がよくわかりません。これは、ペーパーケースの限界でもあり「C」又は「D」と評価します。また「人間関係は悪く…」だけでは服務遂行行動にどの程度影響しているのかが分か

らなく、推定になるため人事考課の行動として取り上げないほうが良いでしょう。

Q8．彼は同僚と遊興にふけり借金を重ねているらしい。とのうわさがあります。よく職場に借金取りたての電話が入ってきます。みんなが変な目で見はじめています。

A8．人事考課は職務遂行行動についての考課です。仕事に関係ないものは考課の対象とはしないのです。しかし、借金取りたて等の電話で職務遂行に影響を与えた等の行動事実があった場合は人事考課の対象にします。人事考課で取り上げなくとも皆がヘンと気にするようになれば、明らかに社会性（常識）に問題あり適性に欠けると評価します。社会性、人間性、使命感等、全人間的な能力評価（アセスメント）と適性指導も上司の重要な職責の1つです。

Q9．上司の悪口や会社の業務体制の非難が他社の耳に入り組織の秩序を乱しています。

A9．組織を乱したと云う具体的な事実があり職務遂行行動に影響を与えたと云うことであれば情意考課の「規律性」で問題あり「C」と考課します。また会社の業務体制の非難を他の会社に情報として流したことは適性も欠如していると評価されるでしょう。

Q10．期待像どおりルーチンワークを確実にこなしています。考課は優秀「A」とつけていいのでしょうか。

A10．期待どおりであれば「B」と評価します。ルーチン

ワークを確実にこなすことは当然のことです。考課「A」とはチャレンジ概念です。管理者の最も重要な職責は如何に部下のチャレンジ（やる気）を引き出すかにあります。チャレンジをしなければ能力は伸びません。部下を如何にチャレンジさせるか、これも上司の職責です。

Q11. 部門目標と部下の個人目標につながりがなく部門目標は、スローガンになっています。どのように調整したら良いのでしょうか。

A11. 組織目標と個人目標をどう統合させるかは大切なマネジメントです。経営方針や事業計画を「わが事意識」にさせるために面接制度では「個別面接」の前に全部課員による「事前ミーティング」が用意されています。この全体ミーティングの場で情報の共有化と各々の職責と役割を明示します。この場でゆずれる点とゆずれない点をはっきり上司は明示し組織目標と個人目標との一体化を図ることが大切です。

Q12. 部下の能力以下の仕事しか与えられなかった場合、人事考課はどうつけるのでしょうか。

A12. 成績考課は仕事のレベルに関係なく結果がよければ良いとそのまま考課します。「成績考課は結果が全てであるからです。しかし、能力考課は仕事のレベルが問題です。結果がどんなに良くてもレベルの低い仕事をやったのであれば能力は判定できません。能力は分からないと評価します。能力を見る場合にはレベル以

上の仕事の結果を媒体にして中間項をニュートラル（外部、内部、本人条件を正常にする）にして能力を判定することが大切です。

Q13. 太郎君の上司は私（山田）です。私が一次考課者ですが課長（二次考課者）が直接、太郎を呼び業務指示をしています。この業務については、私は考課しなくても良いのでしょうか。

A13. 緊急を要する業務処理や課題解決については今後、直接課長が指示、命令をする等のケースが沢山でてくると思います。組織論としては直属の上司を通じて指示、命令をするのが仕事のやり方であり、また仕事の流し方です。この場合は課長は係長に太郎に課題業務を与えた主旨や経緯を説明するかまた太郎に係長に報告するように指示するのが組織としての仕事のやり方です。しかし、組織としての対応をしなかった場合は係長はその業務については何を、いつまでに、どうすればよいのか、周知していないので考課はできないことになります。課長が指示した業務については課長に考課してもらいます。そして係長はその他の業務全てを含めて業務の達成度（成績考課）と業務への取り組み姿勢（情意考課）を考課します。

Q14. 私は部下の職務遂行行動についての確認情報が少なく人事考課をつけるのに苦慮しています。しかし、他部門の管理者や彼の同僚から情報（注意事項 etc）提供がいろいろありこれらの情報を含めて考課をつけて

いいのかどうか私は考課者として迷っています。

A14. まず確認情報をとることが必要です。確認情報とは自分の目で、耳で、彼等から情報を収集し、また問題が生じた現場で直接確かめ考課の行動事実を選択することが大切です。また、うわさ等の情報が真実であった場合は部下の教育指導等行動改善のアクションを直ちに起さなければなりません。

Q15. 部下の能力開発を考えて計画的、意図的にチャレンジ業務を与えるように努力しています。しかし、部下は気が進まない仕事は一向にやろうとしません。しかし、取り組んだ仕事の成果は申し分ない結果です。この場合、どう考課したらよいのでしょうか。

A15. 仕事を与える場合は、Must目標とWant目標の2つがあります。Must目標は彼、彼女の能力アップのために絶対に譲れない目標です。Want目標はできれば頑張ってほしいと云う希望目標です。考課にあたってはMust目標をやらなければそれは服務規律違反で「規律性」「D」、と考課します。また成績考課についてもなにがしかのマイナス点がつくことはいたしかたないことと思われます。

図表53 成績・情意考課表(一般職能層)(例示)

平成　年度 〔上期・下期〕	考課実施日	考課対象期間	
	平成　　年　　月　　日	自　平成　　年　　月　　日	所属
		至　平成　　年　　月　　日	

<所見欄>

区分	考課要素	定義	着眼点
成績考課	仕事の質	上司から指示された仕事の程度、結果の質的出来ばえをいう。	① 仕事の出来栄え(内容的な出来上がり ② 出来栄えは信頼のおけるものであった ③ 仕事を遂行する手段は目的に適合して ④ 仕事の後始末は十分であったか。
	仕事の量	業務処理の速さ、処理範囲、処理量、期限の守り合いの度合をいう。	① 行った仕事の量は多かったか、少なか ② 仕事は渋滞することなく迅速に処理で ③ 期限の守り具合はどうであったか。 ④ 与えられた個々の仕事を行う速さはど
情意考課	規律性	日常の服務規律の遵守度合をいう。	① 上司の指示・命令や定められた規律・ ② 言葉づかい・挨拶・態度・マナーはき ③ 定められた報告・連絡はすみやかに、 ④ 無断欠勤・遅刻早退・居所不明などは
	責任性	自分に与えられた仕事に対する意欲・姿勢の度合をいう。	① 与えられた仕事は最後までやり終えた ② 自分の失敗を他人に転嫁することはな ③ 仕事はきちんと確認して、誤りのない ④ 言い訳が多くなかったか。
	積極性	自分の仕事に関し、質的向上・量的拡大・改善提案等を行う度合をいう。	① 人の嫌がる仕事や困難な仕事でも進ん ② 気の付いたことは言われなくてもただ ③ 必要な知識や情報を吸収しようとする ④ 改善・改良の提案、意見具申をしたか。
	協調性	組織の一員としての自覚を持ち、他の組織、または人に対する行動の度合をいう。	① 自分だけが良ければよいといった利己 ② 他の人の仕事を自発的に手伝ったか。 ③ 自分の立場、自分の仕事に固執して他 ④ 誰とでも協力して仕事を進める努力を

<所見欄>

考課者氏名		総合所見	
		成　績	情　意
一　次	(役職位　　　　　　　) 印		
二　次	(役職位　　　　　　　) 印		
三　次	(役職位　　　　　　　) 印		

被考課者				
役職	職群	資格等級	職員番号	氏　名

	第一次考課	第二次考課	第三次考課
具合)は手順よく正確緻密であったか。 か。同じ誤りを繰り返さなかったか。 いたか。	S A B C D	S A B C D	S A B C D
ったか。 きたか。 うであったか。	S A B C D	S A B C D	S A B C D
規定などを守ったか。 ちんとできていたか。 かつ正確に行っていたか。 なかったか。	B C D	B C D	B C D
か。 かったか。 ように努めたか。	A B C D	A B C D	A B C D
で引き受け実施したか。 ちに実行したか。 姿勢を示したか。	A B C D	A B C D	A B C D
的な言動はなかったか。 に迷惑を及ぼすことはなかったか。 していたか。	A B C D	A B C D	A B C D

＜人事部記入欄＞

	成績考課		情意考課		合　計	
	評　点	評　価	評　点	評　価	評　点	評　価
一次						
二次						
三次						
総合判定						

図表54　業績・情意考課表（統括職能層）（例示）

平成　年度〔上期・下期〕	考課実施日	考課対象期間	
	平成　年　月　日	自　平成　年　月　日 至　平成　年　月　日	所属

<所見欄>

区分	考課要素	定義	着眼点
成績考課	人材育成	メンバーの知識・技術の向上、動機づけや意欲向上の成果の度合をいう。	① メンバーの知識・技術の程度を把握し、していたか。 ② メンバーが身につけるまで反復継続し ③ 示唆・助言・説明の仕方などOJTの
	業務推進	仕事の全体を把握し自己およびメンバーの力で業務を達成した度合をいう。	① 仕事をメンバーに上手に割り当て、そ ② 報告だけに頼らずメンバーの中に入り ③ 達成した業務の結果は評価できるもの
	方針・指示の具現化	病院の方針等をよく理解し、問題点の本質を把握し、組織力の向上に努力した度合をいう。	① 病院の方針を理解し、目標達成のため ② 実行方針、手段については明確な判断 ③ 業務上の問題点をいつも明確に意識し
	利益貢献	コスト意識を持ち、予算実行管理を行うなど、利益志向への努力の度合をいう。	① 現時点だけの業務処理に終始すること ② 状況の変化をとらえ、目標・実行計画 ③ 業務の改善工夫に努め無駄を廃しその
情意考課	企業意識	自己の役割を認識し、病院の利益に貢献しようとする意欲の度合をいう。	① 経営方針を理解し、経営への参画意識 ② 自己の役割を充分に理解しての行動か ③ 病院全体の利益を考慮しての行動であ
	責任性	自分に与えられた仕事に対する意欲・姿勢の度合をいう。	① どんな障害にあっても投げ出さずベス ② 部下に権限を委譲した後も、その仕事 ③ 部下の指導に熱意を持って取り組んだ
	積極性	自分の仕事に関し、質的向上・量的拡大・改善提案等を行う度合をいう。	① 目標達成のために企画力を発揮し努力 ② 常に問題意識を持ち、所轄業務の改善 ③ 管理者としての見識を広げるために自
	協調性	組織の一員としての自覚を持ち、他の組織、または人に対する行動の度合をいう。	① 病院の方針をよく理解し、その運営に ② 経営トップ層および関連部門との連携 ③ 職場全体のよりよい人間関係づくりに

<所見欄>

	考課者氏名	総合所見	
		成　績	情　意
一次	（役職位　　　　　） 印		
二次	（役職位　　　　　） 印		
三次	（役職位　　　　　） 印		

被考課者				
役　職	職　群	資格等級	職員番号	氏　　名

	第一次考課	第二次考課	第三次考課
指導上の必要性を明らかにして指導を た指導を行ったか。 基本をわきまえた指導をしていたか。	S A B C D	S A B C D	S A B C D
の能力・特質を十分に発揮させたか。 状況を把握するようにしていたか。 であったか。	S A B C D	S A B C D	S A B C D
に現実的に可能な企画を立案したか。 をしていたか。 対応を考慮していたか。	S A B C D	S A B C D	S A B C D
はなかったか。 を常に見直し修正していたか。 他経費の削減に努めたか。	S A B C D	S A B C D	S A B C D
を持っていたか。 とっていたか。 ったか。	A B C D	A B C D	A B C D
トを尽くしたか。 について責任を回避しなかったか。 か。	A B C D	A B C D	A B C D
していたか。 に取り組んでいたか。 己啓発に努めていたか。	A B C D	A B C D	A B C D
積極的に協力していたか。 を適切に行っていたか。 努めていたか。	A B C D	A B C D	A B C D

＜人事部記入欄＞

	成績考課		情意考課		合　計	
	評　点	評　価	評　点	評　価	評　点	評　価
一次						
二次						
三次						
総合判定						

図表55 能力考課表（一般職能層）（例示）

平成　年度 〔上期・下期〕	考課実施日	考課対象期間	
	平成　　年　　月　　日	自　平成　　年　　月　　日	所属
		至　平成　　年　　月　　日	

<所見欄>

区分	考課要素	定義	着眼点
修得能力	知識	担当する職務を行うのに必要とする知識をいう。	① 定型的な日常業務遂行にする知識を有し、仕事面に ② 決められた基準（スケジ業務拡大）への到達度はど
	技能	担当職務に必要な技術・技能のレベルの保有度合および知識の応用技能の熟練度をいう。	① 与えられた仕事を成し遂いるか。 ② 仕事を進めるうえで支障
習熟能力	理解力	課題や状況を的確に把握し理解する能力、および自己の職務に関連する物事を正しく早く習得し理解できる能力をいう。	① のみ込みが遅くて指示事ることがないか。 ② 仕事の仕上がりもおおむあり、ミスもほとんどなく ③ 上司（上級者）の指示命理解できるか。
	創意工夫	新たな着想、工夫に研究をこらし、業務の改善と発展をもたらす能力をいう。	① 仕事をよりよく進めるたに考え日常業務に生かして ② 仕事の優先順位を理解し、
	表現力	伝達事項を正しく早く相手に伝える能力をいう。	① 仕事の経過や過程におけことができるか。 ② 伝達事項や自己の意思をきるか。

<所見欄>

	考課者氏名	総合所見	
		成　績	情　意
一　次	（役職位　　　　　　　） 　　　　　　　　　　印		
二　次	（役職位　　　　　　　） 　　　　　　　　　　印		
三　次	（役職位　　　　　　　） 　　　　　　　　　　印		

被考課者				
役 職	職 群	資格等級	職員番号	氏 名

	第一次考課	第二次考課	第三次考課
必要な規定、手続き等に関 十分反映しているか。 ュール・誤りのない出来・ うであったか。	SABCD	SABCD	SABCD
げるに必要な技能を持って はないか。	SABCD	SABCD	SABCD
項を2度も3度も聞きに来 ね指示命令に沿ったもので 進めることができるか。 令や仕事の手順等を的確に	SABCD	SABCD	SABCD
めの内容や手順・方法を常 いるか。 工夫をして処理しているか。	SABCD	SABCD	SABCD
る出来事を正しく報告する 正しく言葉や文字に表現で	SABCD	ABCD	SABCD

＜人事部記入欄＞

	成績考課		情意考課		合 計	
	評 点	評 価	評 点	評 価	評 点	評 価
一次						
二次						
三次						
総合判定						

第6章 看護職と人事考課

図表56　能力考課表（統括職能層）（例示）

平成　年度〔上期・下期〕	考課実施日	考課対象期間	
	平成　年　月　日	自　平成　年　月　日	所属
		至　平成　年　月　日	

<所見欄>

区分	考課要素	定義	着眼点
修得能力	専門知識	担当する職務を行うのに必要とする専門的知識をいう。	① 多様かつ困難な問題処理か。また、知識不足はない ② 部下からの質問に戸惑う
習熟能力	決断力	いろいろな情勢を的確に察知し適正な判断に基づいて、大局的な立場で取るべき措置をすみやかに意思決定できる能力をいう。	① 状況や条件を考慮して的 ② 業務の優先順位や重要度
	先見力	経営戦略における長期的・短期的なしっかりした見通しと展望をもって、利益貢献に結びつけることができる能力をいう。	① 広い視野に立って担当業つけることができるか。 ② 将来の見通しと知識をもができるか。
	渉外力	適機をつかみ交渉を有利に進め、円滑にまとめる能力をいう。	① 意思や目的を相手に十分滑に交渉をまとめることが ② 病院内外の関係先から必できるか。
	管理・統率力	部課等の単位を掌握し効果的に仕事を管理し、リーダーシップを発揮して統率的役割を担当する能力をいう。	① 仕事の配分が的確であり、があるか。 ② 仕事を部下に任せ、出来・育成する力を持っている

<所見欄>

		考課者氏名	総合所見
一	次	（役職位　　　　　） 印	
二	次	（役職位　　　　　） 印	
三	次	（役職位　　　　　） 印	

	被考課者			
役 職	職 群	資格等級	職員番号	氏　　名

	第一次考課	第二次考課	第三次考課
に知識を十分生かしているか。 ことはないか。	S A B C D	S A B C D	S A B C D
確な判断ができるか。 の決断は常に的確であるか。	S A B C D	S A B C D	S A B C D
務を進め、利益貢献に結び って、問題解決を行うこと	S A B C D	S A B C D	S A B C D
納得させることができ、円 できるか。 要な情報を収集することが	S A B C D	S A B C D	S A B C D
部門内を生き生きさせる力 栄えを正しく評価し、指導 か。	S A B C D	A B C D	S A B C D

＜人事部記入欄＞

	成績考課		情意考課		合　計	
	評　点	評　価	評　点	評　価	評　点	評　価
一次						
二次						
三次						
総合判定						

図表索引

図表1	人事管理のねらい —— 三者の高位均衡	13
図表2	日本の人事と欧米の人事	13
図表3	能力主義と成果主義の長短	15
図表4	戦後の経緯	18
図表5	能力主義人事の今日的課題	21
図表6	能力カーブと成果カーブのアンバランス	23
図表7	成果主義賃金の仕組み	25
図表8	社員の成長ステージ別の賃金体系	27
図表9	定昇カーブの修正	28
図表10	人材政策と賃金カーブ	30
図表11	師長役割業務（A病院事例）抜粋	40
図表12	個別指導（OJT）のシステム	69
図表13	OJT（職場内教育訓練）計画書〈参考〉	70
図表14	部下管理の行動	88
図表15	管理行動の内容	89
図表16	OJT実践の流れ	100
図表17	新しいマネジメント・スタイルの確立	102
図表18-1	部門別課業一覧表	112
図表18-2	連名課業分担一覧表（例示）	114
図表19	複線型人事制度（例示）	115
図表20	職群一覧	116

図表21	職能要件書	120
図表22	チャレンジカード	122
図表23	人事考課の2つの側面	133
図表24	期待像を軸とした人材育成主義	136
図表25	期待像と評価制度	137
図表26	人事管理と労務管理	143
図表27	人事考課の要件	145
図表28	面接者マニュアル	157
図表29	職能資格等級フレーム（例示）	162
図表30	育成、加点主義絶対考課の仕組み	171
図表31	目標面接制度がポイント	174
図表32	加点主義とは	176
図表33	C.B.O（加点主義目標面接）のフレーム	181
図表34	面接に至るステップ	191
図表35	職務基準設定のポイントメモ	193
図表36	育成面接（フィードバック）メモ	194
図表37	目標面接までのプロセス	196
図表38	病棟師長職務の成果責任	208
図表39	看護職職能チェックリスト（3等級レベル）例示	210
図表40	看護職5等級レベルの職務基準	233
図表41	人事考課の長期分析シート	240
図表42	難易度分類基準と資格等級の対応関係(例示)	270
図表43	業務目標の設定（例示）	275
図表44	考課者、被考課者の区分（例示）	276

図表45	成績・業績・情意考課（例示）	277
図表46	能力考課（例示）	278
図表47	考課者間ウエイト	279
図表48	考課結果活用時ウエイト（例示）	280
図表49	考課段階基準（例示）	281
図表50	行動観察メモ（一般職能層）（例示）	294
図表51	成績（業績）考課・情意考課の考課要素（例示）	296
図表52	能力考課の考課要素	296
図表53	成績・情意考課表（一般職能層）（例示）	310
図表54	業績・情意考課表（統括職能層）（例示）	312
図表55	能力考課表（一般職能層）（例示）	314
図表56	能力考課表（統括職能層）（例示）	316

〈著者略歴〉

楠田　丘（くすだ・きゅう）

大正12年熊本県生まれ。昭和23年九州大学を卒業し、労働省入省。労働省統計業務指導官、経済企画庁経済研究所主任研究官等を経て、昭和45年日本賃金研究センター研究主任、56年より代表幹事となり現在に至る。
　主な著書に『賃金テキスト』『新・賃金表の作り方』『加点主義人事考課』『日本型業績年俸制の手引』『成果主義賃金』『病院能力主義人事の進め方』（共著）『病院職種別等級別職能要件書マニュアル全集』（共著）『コンピテンシーに基づく病院人事賃金の革新』ほか多数がある。

斎藤清一（さいとう・せいいち）

千葉県出身。中央大学卒。杏林製薬㈱入社、人事課長。日本賃金研究センター主任アドバイザーを歴任。人事賃金管理センター代表、敬愛大学経済学部非常勤講師、日本経営倫理会々員、現在に至る。職能資格制度設計と運用を中心に職務調査、職能要件書、昇進・昇格、異動・配置、人事情報システム、人事考課、職能開発、賃金等、幅広いテーマと分野で活躍中。
　主な著書に「職務調査の進め方、活用の仕方」「人事考課実践テキスト」「職能給の決め方がわかる本」「病院職能要件書マニュアル全集・共著」「コンピテンシーに基づく病院人事賃金の革新・共著」「医師の賃金はこう決める」以上、経営書院。「あなたの部下になりたい」税務経理協会ほかがある。

改訂版
看護職の人材育成と人事考課のすすめ方

1998年9月11日　第1版第1刷発行
2003年4月16日　第2版第1刷発行
2006年10月19日　第2版第2刷発行

著　者　　楠　田　　　丘
　　　　　斎　藤　清　一
発行者　　平　　　盛　之

発行所

㈱産労総合研究所　〒102-0093　東京都千代田区平河町2−4−7
　　　　　　　　　　　　　　　　清瀬会館
出版部　経営書院　　　　　　　電話　03（3237）1601
　　　　　　　　　　　　　　　振替　00180-0-11361

© Kyū Kusuda, Seiichi Saitou 1998 Printed in Japan
落丁・乱丁本はお取り替えいたします。　　　印刷・製本　藤原印刷株式会社
ISBN 4-87913-845-2　C3047